日本調理科学会 監修　クッカリーサイエンス 007

油のマジック
― おいしさを引き出す油の力 ―

お茶の水女子大学名誉教授
昭和女子大学名誉教授
島田 淳子 著

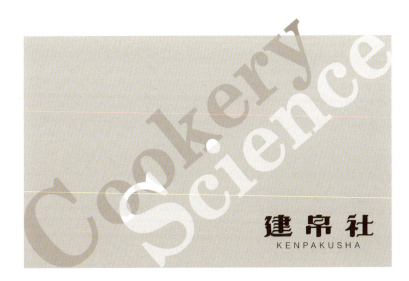

建帛社
KENPAKUSHA

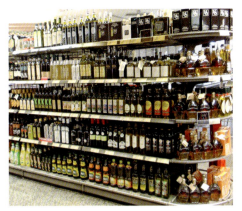

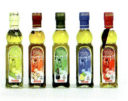

写真1 店頭に並ぶたくさんの油

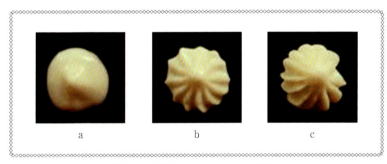

写真2 材料は同じでもこんなに違う
　　　　　　　　　　　　　―マヨネーズ様エマルション

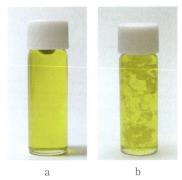

写真3 油は凝固温度の違う分子の集合
　　a　オリーブ油
　　b　aを4℃で4日間貯蔵

凝固温度の高い分子が結晶になって浮かんでくる

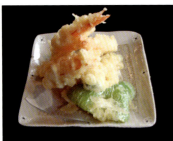

写真4 世界の街にもTEMPURA
—カナダ

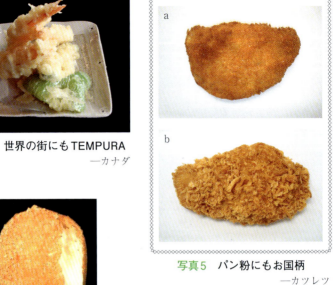

写真5 パン粉にもお国柄
—カツレツ
a ヨーロッパ　b 日本

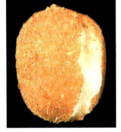

写真6 裂け目は同じ方向に
—コロッケ

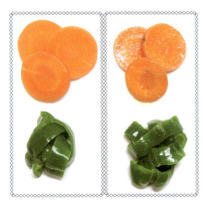

写真7 油のおかげで表面つややか
—炒め物

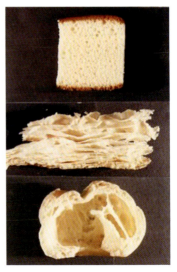

写真8 油も一役
—小麦粉菓子

まえがき

　最近，油に対する評判はすこぶる悪い。メタボの敵，ダイエットの敵，というワケである。たしかに，厚生労働省による国民健康・栄養調査によれば油脂の摂取量はやや多い。しかし，この傾向は日本だけではなく，先進諸国が抱える共通の問題である。栄養は健康な生活の基本であるから，もちろん栄養バランスには十分に気をつけたい。

　しかしなぜ，豊かな国では油の摂取量が多いのだろうか。それは「油がおいしい」からである。といっても，油そのものを飲んでもおいしくない。油そのものには味はないが，「油が入ると何でもおいしくなる」のである。苦い野草や木の芽も天ぷらにすればおいしくなるし，冷蔵庫の残り野菜も炒め物にでもすればこれまたおいしくなる。肉も魚も脂が多い方がおいしい。

　なぜ，油を入れるとおいしくなるのだろうか。そもそも「おいしい」ってなんだろう？　油を使った料理や菓子はどんな仕組みでおいしくなるのだろうか。

　このような「油と調理とおいしいとの関係」を曇りなき科学の目で見つめてみよう，というのが本書の趣旨である。こんなことを一般の方々向きのやさしい読み物として書いてみた。

　書きながら改めて思った。調理には世界に共通する科学が満ち溢れている。また一方，調理は生活の中で大切に育まれてきた文化であり，国によって大きく異なる。

　本書を通じて，調理のような身近な存在に実は多様で面白い科

学があることを知っていただけたら幸いである。

　なお，本書は家庭で行う調理に限定していることをお断りしておく。わが国の食品工業は著しく進歩し，食品加工は高度の科学技術を用いて行われている。そこにもまた多様な科学があるが，本書では触れていない。

　本書を刊行するにあたり，日本調理科学会刊行委員会の皆様，イラストレーターのいさかめぐみ氏，建帛社岡田恵子氏，その他数多くの皆様にご協力をいただきました。特に，お茶の水女子大学・香西みどり教授には原稿の校閲およびご指導をいただき，また昭和女子大学大学院客員研究員・同大学非常勤講師関本美貴先生には図表の作成からレイアウトまでお世話になりました。

　関係各位に心から感謝いたします。

2016年7月

島　田　淳　子

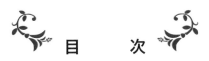

目次

第1章 油と「おいしい」の関係　1

1 豊かになると油が増える……2
1. 日本の経済成長と油の摂取量　*2*
2. 各国の経済状況と油の供給量　*4*

2 油が多い方がおいしい……6
1. ナッツ類　*7*　2. 肉類　*10*
3. 魚介類　*13*　4. 牛乳　*15*

3 1つの食品として独立した……16
1. 長い歴史があった　*16*
2. 今ではたくさんの油がある　*22*

4 好きな料理にも活躍……25

第2章 「おいしい」って何？　29

1 あなたが何か食べる時……30
1. 感覚器官はフル活動　*30*
2. 脳もフル活動　*31*

2 おいしさの要因と油のかかわり……32
1. 外観　*32*　2. 匂い　*33*　3. 味　*34*
4. テクスチャー　*34*　5. 音　*35*　6. 温度　*36*

3 脳の構造と仕組み……37
1. 構造の基本は同じ―魚から人間まで　*37*
2. 特別に進化した人間の脳　*40*

4　油に味はあるか？ ………………………… 42
　　　1．油に対する好みと大きな謎　*42*
　　　2．味を感じる仕組みと好み　*43*
　　　3．仕組みが違う油の味　*46*

第3章　調理にいきる油の性質　49

　　1　分子からみた油の特徴 ………………… 50
　　　1．形の違う分子がいっぱい　*50*
　　　2．さまざまな分子が大集合　*58*
　　2　水とは違う油の性質 …………………… 62
　　　1．溶解性　*62*　2．比重　*64*　3．粘度　*65*
　　　4．比熱　*66*　5．沸点　*67*
　　3　調理に便利　油の特徴 ………………… 68
　　　1．エマルションを形成　*68*
　　　2．固形脂—多様な機能　*70*
　　4　マイクロ波を吸収しにくい …………… 72

第4章　調理からみる油の役割　77

　　1　食卓の人気者　マヨネーズ …………… 78
　　　1．油は小さな粒になっている　*78*
　　　2．大きく影響—調理の条件　*85*
　　　3．カロリーカットの正体は？　*89*
　　2　油のお蔭でおいしさ抜群　揚げ物 …… 92
　　　1．科学がいっぱい—揚げ加熱　*92*
　　　2．世界に有名—日本のTEMPURA　*104*
　　　3．油は何回使えるだろう？　*108*

3　少しの油でつややかに　炒め物 ………114
　1.　強火・撹拌・短時間でおいしく　*114*
　2.　ルーをつくる　*120*

4　固形脂も活躍　菓子づくり ……………124
　1.　小さな気泡をたくさん―スポンジ　*124*
　2.　小さな気泡が突如大きな空洞に―シュー　*126*
　3.　生地を薄く延ばす―パイ　*128*

第5章　別の角度からみる油　　　　　　131

1　油の性質と人の感覚 …………………132
　1.　微量で大きく影響―揮発性成分　*132*
　2.　遊離脂肪酸そのものは風味に関係しない　*133*
　3.　油の風味を表す感覚的表現―軽い・重い　*134*

2　条件が大きく影響　電子レンジ加熱 …136
　1.　どちらが早く温まる？―油と水　*136*
　2.　油と水を2層にしたら？　*139*
　3.　エマルションにして加熱したら？　*140*

3　ことばを科学する …………………142
　1.　油脂が関係する感覚用語を集める　*142*
　2.　ことばから料理を連想する　*144*
　3.　ことばの主な食味要因を調べる　*145*
　4.　「あぶらっこい」は特別だった　*146*
　5.　「あぶらっこい」と油脂含量の関係　*147*

コラム

* 江戸時代には低かった 「マグロの価値」　　14
* バターの代用品として誕生したマーガリン　　23
* Yu君が初めてヨウカンを食べた日　　45
* トランス脂肪酸の知識　　55
* 調理のことば 「油通し」とは？　　66
* ペンキ，涙，練り歯磨き，化粧クリームも同じ　　84
* どちらが正しい？「パネラー」と「パネリスト」　　113

さくいん ……………………………………………… 149

```
イラスト　いさかめぐみ
写　　真　口絵3, 5, 7：昭和女子大学非常勤講師 関本美貴
　　　　　口絵4，第2章扉：和洋女子大学准教授 大石恭子
　　　　　口絵6：東京家政大学大学院客員教授 長尾慶子
　　　　　その他：著者
```

第1章
油と「おいしい」の関係

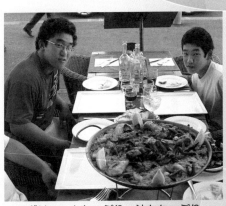

ボリュームたっぷり 油もたっぷり

1 豊かになると油が増える

　人は普通1日に3回食事をする。食事では栄養，家計，またはダイエットなど，それぞれ気を配る。しかし，もしも何も考えずに自由に食べてよいとなったら**おいしいものを食べたい**というのが普通であろう。

　自由に食べられるかどうかには経済状態が関係する。貧しければお腹を満たすだけで精一杯である。豊かならば好きなものが食べられる。つまり，経済成長を遂げればおいしいものを食べられるようになる。

1. 日本の経済成長と油の摂取量

　日本を例にとってみよう。日本は1945（昭和20）年8月，第2次世界大戦に敗れた。当時の日本は貧乏のどん底で，お腹が空いても食べるものがなかった。しかしまもなく不死鳥のようによみがえり，世界でも例をみない高度経済成長を遂げた。

　経済成長の軌跡は，内閣府による国内総生産（GDP）にみることができる（図1-1）。GDPは国内の1年間の生産量（生産物やサービスの金額の総和）を表す数字であり，図より明らかなように，1960年代後半から急激に伸び1990年代に入ってからほぼ一定となっている。

　この図に日本人の脂質（次頁参照）の摂取量を入れてみよう。これは厚生労働省が1945年から毎年行っている**国民健康・栄養調査**のデータである。**脂質摂取量は食べた油の量**と考えてよ

い。油の量は終戦と同時に少しずつ増加し始め，1960（昭和35）年頃，つまり高度経済成長が始まるとともに急激に増加し，1970年後半にはほぼ一定となっている。戦後の食糧難を脱して多様な食生活を楽しめる時代となり，油への渇望もほぼ一段落したと考えてよいであろう。

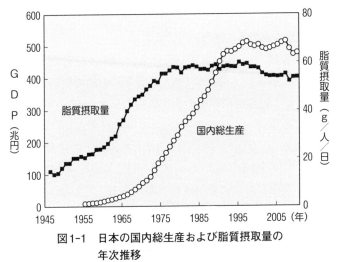

図1-1　日本の国内総生産および脂質摂取量の年次推移

(資料) 厚生労働省：国民栄養の現状, 国民健康・栄養の現状, 内閣府：国民経済計算

≪脂質は生体中に存在する物質を示すことばで，単純脂質，複合脂質などの総称である。油脂は食品中に含まれる単純脂質（脂肪酸とグリセリンがエステル結合したもの）であり，常温で液状の油と常温で固形の脂とに分けられる。本書では，食用としての油脂を原則として油と表現する。≫

2. 各国の経済状況と油の供給量

経済状況と油の摂取量の関係は日本だけの話であろうか。他国の人々の摂取量はわからないので，世界165カ国の経済状況と油の供給量との関係を調べてみた。その結果は図1-2に示したとおりである。

「豊かな国は油を多く使う」

横軸は各国々のGDPを表している。つまり，右の方が豊かな国と思えばよい。縦軸は1人1日当たりの油の供給量を重さ（g）で表している。図の中の実線は点の集まりから得られる近似曲線である。

図を見ると，GDPが10，つまり1万ドル以下の国が120カ国もあり，この範囲の国々ではGDPのほんの少しの増加に対して油の供給量が急激に増加する傾向にある。しかし，GDPが2万ドル以上（ほとんどが欧米諸国である）になると，油の供給量はGDPと関係なくほぼ横ばいになっている。

世界に目を広げてみても，図1-2に示すように，経済状況と油の量は日本の状況と似たような関係をもっているのである。

「世界に誇れる日本の食文化」

しかし，日本の油の供給量は，実線で示した近似曲線よりぐんと低い。同じ程度の経済力のある他の国々に比べて，油をあまりとっていないのである。

なぜだろうか。答えは日本の食文化にある。日本は四方を海

に囲まれ四季折々の自然の恵みを受けて，独自の食文化を発達させてきた。米を基本として汁物とおかずを添える一汁三菜の食事形式，豆腐や納豆など多様な大豆加工品，調理のベースとなるだしなどにその特徴があり，特にだしのうま味は油の少ない食文化に貢献したといわれている。

「**和食；日本人の伝統的な食文化**」は，2013年にユネスコの**無形文化遺産**に登録されている。大切にしたいですね。

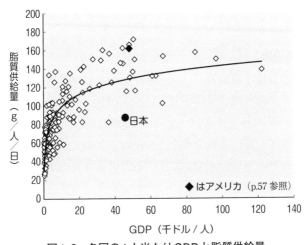

図1-2　各国の1人当たりGDPと脂質供給量
(資料) FAOSTAT, 2011, IMF World Economic Outlook Database, 2011

≪代表的なうま味成分はグルタミン酸，イノシン酸，グアニル酸であり，これらがうま味をもつことを発見したのは日本人である。だしのうま味はUMAMIとして世界に知られている。≫

2 油が多い方がおいしい

　油はいろいろな食べ物に含まれている。一般に油を多く含んでいる食べ物はおいしく，同じ食べ物でも油をたくさん含んでいる方がおいしい傾向にある。例えば，霜降りの牛肉やマグロのトロ，クッキーやアイスクリームなど，油が多い方がまろやかでおいしい。どんな食べ物に油脂が多く含まれているだろうか。こんな疑問に答えてくれるのが食品成分表である。

「食品成分表」

　日本食品標準成分表は，文部科学省の中に設置されている科学技術・学術審議会資源調査分科会が調査・公表しているものであり，私たちが日常食べている2,200種類近くの食品の成分が記されている。これをみると，それぞれの食品がどのような成分をどれくらい含んでいるか，おおよその見当がつく。

「油は脂質と表示されている」

　食品中の油は，厳密には脂質の中のひとつである単純脂質であるが，食品成分表では**脂質**（p.3）と表示されている。

　なぜだろうか。この理由は，有機溶媒を使って溶け出したものの合計量が表示されているからである。つまり，単純脂質・複合脂質のほかに脂溶性ビタミンなども含まれている。しかし，ほとんどの食品では「油脂」が脂質の大部分を占めているので，実際には「油」と思ってよい。

第1章　油と「おいしい」の関係

1. ナッツ類 ―コクのあるおいしさ

「ナッツの半分以上は油である」

　天然の食品で油の量が最も多いのはナッツ類である。その中でも，もっとも油が多いのはマカダミアナッツで，油の量は76.7％と全体の約4分の3が油である。ヘーゼルナッツ，くるみ，ピスタチオ，アーモンドなど，どれも油を50％以上含んでいる。

表1-1　ナッツ類と含まれる油の量　　(g/100g)

マカダミアナッツ	76.7	ひまわり	56.3
ペカン	73.4	ピスタチオ	56.1
まつ	72.5	アーモンド	54.1
ヘーゼルナッツ	69.3	ゴマ	51.9
くるみ	68.8	カシューナッツ	47.6
ココナッツ	65.8	らっかせい	47.5

〔日本食品標準成分表2015年版（七訂）〕

　ナッツ類は，ナッツ特有の味わい，いわゆるコクがあり，おいしい。噛んでも油がにじみ出てくるわけでもなく，あまり硬くもなく，ポリポリとおいしく食べられる。特に，マカダミアナッツは軟らかく，コクがありおいしい。油っぽいという感じはしない。つまり，油は目立たずひっそりとナッツ類のおいしさに役立っているのである。

　赤飯や白いご飯にパラパラとふりかける炒りゴマも例外ではない。炒りゴマの約50％は油であるが，プツプツとした食感と香ばしさがあるだけで，油っぽくない。

「ナッツの中の油は小さな粒になっている」

　食べても油っぽくないワケは，ナッツ類の内部構造にある。電子顕微鏡を使って撮影したアーモンド内部の組織構造（図1-3）をみてみよう。生のアーモンドの中の油は細胞の中に直径2マイクロメートル（μm）程度の小さな粒（リピッドボディ）として存在している。ローストするとこれらは合一して大きな油滴となる（写真では直径20μm程度）。しかし，ナッツ類を食べる時には，液状の油が外へ流れ出るほど噛み砕かないので，油は舌には触れず飲み込まれるのである。

　このような組織構造のおかげで，ナッツ類は油脂含量が多いにもかかわらず，油っぽくないのである。しかも油のお蔭でまろやかなコクと特有の芳香があり，嗜好性が高い。

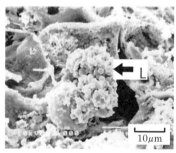
ロースト前（生）
油はリピッドボディ（L）
として細胞内に存在

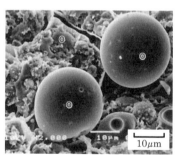
ロースト後
リピッドボディは存在せず
合一して油滴に変化

図1-3　アーモンドの内部組織構造
（不二製油株式会社　芦田祐子氏提供）

「すりつぶせば油っこくなる」

　すりつぶしてみたらどうだろうか。調理でよく使う炒りゴマ（図1-4 A）を例にあげよう。ゴマの中でも油は小さな粒として細胞の中に存在しており、すりつぶすと構造が壊れ、融合した油が少しずつにじみ出てくる（同B）。さらにすりつぶすと、組織構造の破壊はいっそう進み、全体がドロリとなめらかなペースト状になり油っこくなる（同C）。

　BやCのようになった「すりゴマ」は、ホウレン草をはじめとする野菜をあえる「あえ衣」としてよく使われる。BやCにゴマの粒が混ざっているものもあえ衣として使われる。

　またゴマ豆腐のように、炒りゴマの香ばしさとなめらかな食感が大切なものは、ペースト状まですったCが使われる。

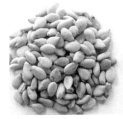 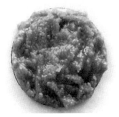 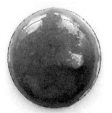

　A　炒りゴマ　　　　B　すりつぶす　　　　C　ペースト状
　図1-4　炒りゴマ ―すりつぶすとこんなに変わる
　　　　　　　　　　　（熊本大学教授　武田珠美氏提供）

　ピーナッツやアーモンドなども、パラパラした状態からペースト状までさまざまにすりつぶしたものが使われている。

2. 肉　　類

　ナッツの次に油の量が多いのは肉類である。肉類のおいしさにもあぶら（脂）は大きく役立っている。

「脂が多いと軟らかく風味がよい」

　肉類の脂の量は，部位によって異なる。牛肉を例にとって，比べてみよう（表1-2）。リブロースとサーロインは，極上のステーキに使われる背中の部分の肉である。和牛のこの部位の脂はもも肉の約3倍もある。輸入牛肉では脂の量は少ないが，部位による傾向は同じである。

表1-2　牛肉の部位と脂質含量 (g/100g)

	和 牛 肉	輸 入 牛 肉
リブロース	54.4	14.4
サーロイン	42.5	16.5
も　　も	15.5	6.7

〔日本食品標準成分表2015年版（七訂）〕

「細かい霜降り状がつくる和牛のおいしさ」

　肉は一言でいえば動物の筋肉であり，筋肉はタンパク質でできている。肉を加熱すると，タンパク質の構造が変化（加熱変性）して肉は収縮し，それに伴って肉汁が肉の外へ押し出されて肉は硬くなる。しかし霜降り肉では，図1-5に示したように脂が肉の中に網目のように細かく入っている。そのため加熱によるこのような変化が起こりにくい。しかも脂は加熱により融けて肉になめらかな舌触りと風味を与えるのである。

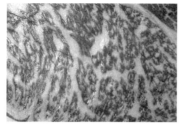 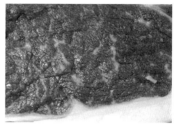

　　　和　牛　肉　　　　　　　　輸　入　牛　肉
図1-5　和牛肉と輸入牛肉

≪和牛は独特の風味をもっている。和牛肉と輸入肉の香りの成分の研究によれば，和牛肉の甘い感じの香りには，ココナッツや桃のような香りをもつラクトン類が寄与している[1]。≫

「和牛は欧米にも進出」

　和牛は，今では欧米でもJapanese Wagyu Meatとか'Kobe-style' beefとして知られており，その風味と軟らかさは高く評価されている。欧米の三ツ星レストランでは「WAGYUステーキ」が最高級のステーキとして提供されているそうである。

「和牛イコール国産牛ではない」

　日本で生まれ育てばすべて「和牛」といえるだろうか。答えは「ノー」である。和牛は，明治以降に在来種を改良して生み出された4品種の牛，すなわち「黒毛和種」，「褐毛（アカゲ）和種」，「日本短角種」，「無角和種」の4品種と，これらを交配して生まれた牛と決められている。

「日本発のオリジナル料理・すき焼き —熱々がおいしい」

　日本人が肉を本格的に食べ始めた明治時代。西洋料理が次々と紹介される中で、日本人が発明したのがすき焼きである。家族そろって熱々のすき焼きを囲む風景は、昭和時代を象徴する一風景でもある。すき焼きに使うのは牛肉である。牛肉の脂が融ける温度（融点）は45℃前後であり、熱々で食べる時には融けていておいしい。

　しかし、融け出た脂が冷めると肉の表面で白く固まってしまって、口融けが悪くまずい。熱々を食べるのにも、こんなワケがあるのである。

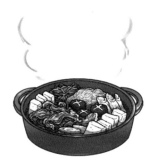

「豚肉には冷たい料理がある —脂の融点が低いため」

　一方、豚肉料理には冷シャブのように冷たいものもある。ハムの脂も冷たいままでおいしい。豚肉の脂の融点は35℃前後で牛肉よりも低く、口の中で融けておいしく食べられるからである。

　合鴨の脂も融点が低いので冷たいままでおいしく食べられる。

3. 魚 介 類

　さしみ，塩焼き，煮魚など，日本人の食卓に欠かせない魚介類。魚介類のおいしさにもあぶらは大きく役立っている。

　産卵の時期が近づいてくると，魚の脂質含量はグリコーゲンやアミノ酸とともに増加し，おいしくなる。いわゆる旬(しゅん)になる。この状態は事実をそのままに**脂がのった**と表現される。

　例えば，2～4月頃のマイワシの脂質含量は約3％程度であるが，10月には最大約20％となる[2]。

　四方を海に囲まれ，新鮮な魚が手に入る日本。季節によって変わる魚のおいしさを表現するこのことばは，今もなお生活に深く根づいている。

　≪この表現は人にまで使われ，働き盛りで仕事が充実している人のことを「脂がのっている」というくらいである。≫

「マグロ ―脂の多いトロが上等」

　日本人の消費量が世界1位といわれる「マグロ」を例にとってみよう。

　マグロは赤身の魚の代表で，筋肉は赤い。「赤身」として売られている部分の脂質含量は，表1-3に示すように，わずかに1.4％である。

表1-3　マグロの脂質含量　　　　(g/100g)

クロマグロ	赤身，生	1.4	
	脂身，生	27.5	別名：トロ

〔日本食品標準成分表2015年版（七訂）〕

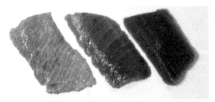

大トロ　　中トロ　　赤身
図1-6　マ　グ　ロ

　トロはマグロの腹側の脂肪の多い部分で，頭に近い方が大トロ，真ん中の部分が中トロである。大トロの方が中トロより脂質含量が多く，色も白っぽい。大トロの脂質含量は冬場には40％にもなる。大トロの方が値段も高い。それでも売れるのはおいしいからである。

―― 江戸時代には低かった　「マグロの価値」――

　今では国民的人気を誇るマグロであるが，江戸時代の魚の格づけ[3]をみると，上魚にはタイ，スズキ，コイ，キスなど，脂の少ないあっさりした魚があげられており，マグロは下魚に分類されている。下魚には，マグロのほかに，ブリ，サバ，ニシンなど，脂の多い魚があげられている。

　なぜ，珍重されなかったのだろうか。推論しかできないが，当時は冷蔵技術も，ましてや冷凍技術などなかったから市場に出まわる魚の脂は今と違ってかなり酸化していたであろう。脂が酸化すると大変にまずい。またマグロのような赤身魚は白身魚に比べて，自己消化しやすいので軟化しやすく，腐りやすい。このようなことが原因だったと思われる。

　現在，日本中のどこでも新鮮でおいしいマグロが食べられるのは，冷凍技術の発達のお蔭である。

4. 牛　　乳

　飲み物には，緑茶，紅茶，コーヒー，各種ジュースなど数々あるが，その中で，牛乳が他の飲み物と大きく異なるのは，まろやかでコクのある舌触りである。

　牛乳中の脂肪は，タンパク質を主成分とする薄い膜でおおわれて球状になっている。これが牛乳特有のコクと舌触りとなっているのである。主な牛乳の脂質含量を表1-4に示す。

表1-4　牛乳の脂質含量　(g/100g)

普通牛乳	3.8
加工乳／濃厚	4.2
加工乳／低脂肪	1.0
脱脂乳	0.1

〔日本食品標準成分表2015年版（七訂）〕

　市販の牛乳（普通牛乳）の多くは，牛からしぼった牛乳（生乳）の脂肪の球を細かく均質化（ホモジナイズ）したものである。加工乳は牛乳に乳製品を加えたもので，バターやクリームなどを加えた濃厚タイプと，脱脂粉乳などを加えた低脂肪タイプとがある。脂肪をほとんど除いたのが脱脂乳である。脂肪が少なくなるほどコクがなくなってくる。油脂は牛乳のおいしさにも大きく貢献しているのである。

　なお，乳製品以外のものを加えたものは「乳飲料」とよばれる。ミネラルなどを加えた「栄養強化タイプ」，コーヒーや果汁を加えた「嗜好タイプ」，牛乳を飲むとお腹がゴロゴロする人のために原因となる乳糖を分解したものなどがある。

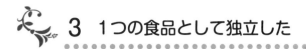

3　1つの食品として独立した

1．長い歴史があった

　油が入るとおいしくなる。それならば食品から油を取り出して料理に使いたくなるのは自然であろう。しかし，もともとの日本の食文化には油を食用とする習慣はなく，油は奈良時代まで灯火用として使われているに過ぎなかった。現在のように食用油が自由に手に入る時代になるまでには長い歴史があったのである。日本における油の歴史を簡単にみてみよう。

(1) 奈良時代から江戸時代まで

　食用として油が使われ始めたのは奈良時代（8世紀）に入ってからである。奈良時代は中国の文化の影響を強く受けた時代で，仏教伝来に伴って中国の食品加工技術が輸入され，植物油を用いた唐菓子が現れた。油としては主としてゴマ油が使われた。平安時代になると唐菓子は多くなったが，油はまだ非常に貴重で貴族階級の食べ物であった。その後も料理の一部に油を用いる精進料理の発達，南蛮料理や南蛮菓子の伝来があり，江戸時代初期になると中国料理の影響を受けた普茶料理，卓袱料理が普及するなど，油を使った料理は徐々に増えていった。1655年頃（明暦年間）になると，「しめ木」とよばれる圧搾器が考案され，油がそれ以前より多くとれるようになった。しかし江戸時代に入ってもなお灯火用が主流であり，油を使った料理

は一般には広がっていなかった。

　長い歴史を経て食用油が出まわるようになったのは，江戸時代後期である。1781年には江戸市中で天ぷらが大流行し，1785年には天ぷらの屋台が出現した。油は火事になる恐れがあるので，天ぷら屋は家の前に屋台を置いて揚げたという。1801年刊行の料理本『料理早指南』には「魚のすりみを揚げたてんぷら」が掲載されており[4]，この料理のレシピは江戸時代の代表的天ぷらとして紹介されている[5]。なお江戸ではあなごや芝エビなどを材料とし衣をつけて揚げたものを天ぷらといい，京阪では魚のすり身を揚げたものを天ぷらとよんだ。

(2) 明治時代 ─ 料理の世界にも新しい風

　明治維新で時代は一変し，日本は国をあげて西欧化への道を歩み出した。料理の世界も例外ではない。欧米の人々との供応が西洋料理で行われ，西洋料理の本も次々と出版される。肉食が徐々に増え，それに伴って油が日本人の食生活の中に入ってきたのである。日本人が初めて西洋料理に出会った驚きや日常食の変化は，江原絢子氏の近著『家庭料理の近代』にいきいきと描かれている。

　1894（明治27）年には日清戦争が，1904（明治37）年には日露戦争が勃発し，缶詰，ビスケット，パンなどの需要が増加した。この時代の日本社会の産業革命的変化は，油の消費に大きな変化を与えたのである。

　このような変化を可能にしたのは油の生産面での進歩である。次頁でみてみよう。

「製油の世界にも新しい風」

　油を生産する製油の世界も新しい局面を迎えた。日本油化学会が創立20周年を記念して1974（昭和49）年に出版した「食用油」の中から，この時代の製油の歴史[6]を以下に紹介する。

あぶらのあゆみ

明治 5（1872）年	幕末から禁止されていた米その他の雑穀からの**採油が解禁**になった。
明治20（1887）年	オーストラリアから**初めて**マーガリンを輸入。
明治29（1896）年	**初めて**工業的に油が抽出され始めた。
明治35（1902）年	**初めて**ダイズ搾油が工業化された。
明治41（1908）年	日本で**初めて**マーガリンが製造された。
明治43（1910）年	ダイズ油のベンジン抽出法による製油が**始まった**。

（注）太字は著者による

　製油に関しても「初めて」の字がおどっている。油の抽出法が従来の圧搾法からベンジン抽出法に変化したことで，製油は容易になった。油が新しい食品材料として供給されるようになり，油を使った新しい料理が広まっていくのである。

(3) 昭和の初め －まだまだ油は貴重であった

　しかし，油が今のように簡単に手に入り自由に使えるようになるには，まだ時間が必要であった。

　明治時代が始まってから半世紀以上経ち昭和時代に入っても，地方の農山漁村では工業的に生産される油を日常的に使うことはできなかったようである。地方は自給自足が原則であり，現金収入が少なく身近な食材で生活していたためと思われる。

その当時の日本人の食生活の実態は，当時の食生活の貴重なデータベースといわれる『日本の食生活全集全50巻』により知ることができる。そこで「食用油」をキーワードとして，油の使い方を調べてみた。結果[7]を以下に記す。

「油は貴重。滅多に使わない。大事に取っておき，行事の時に使う」

　北は北海道から南は九州に至るまで，農山漁村においては，油が極めて貴重であることがわかった。現金収入が少ないので米との物々交換のところもあったようである。

　さらに，農閑期などを利用して自ら油を搾っていた。材料はナタネ・ゴマ・エゴマ・椿・オリーブ・サザンカ・茶の実などであり，現在では使われていないものもある。

　素人が油を搾るのは容易ではない。下記にその一例を記す。

　≪よく乾燥したじゅうね（エゴマのこと）を臼で搗いてつぶす。これを蒸して布袋に入れ，柱にゆわえた板と板の間にはさんでしぼる。五升のじゅうねからたった三，四合しかとれないので，この油は大切に使う。（岩手県県央の食）≫

　なぜこれほどまでの苦労をして油を搾り取ったのだろうか。当時の人々も油を使うとおいしいことを知っていたためと考えられる。またハレの日，つまり行事の日の食事に特に使っていた事実も，苦労して搾っても少ししかとれないゆえに，油は貴重で価値があったと考えられる。

「油を日常的に使っていると、わざわざ書いている特別な地域もあった」

一方「食用油は買って、晴れ食はもちろん、ふだんにも使う」とわざわざ書いている地域が2件あった。

一例は石川県輪島である。ここは江戸時代には北前船の寄港地として繁栄した土地であり、昭和の時代になっても農業のかたわら廻船業を営んでいた。もう一例は高知県梼原(ゆすはら)である。調べてみると、この地ではコウゾ・ミツマタ・地鶏を売って現金収入を得ていたことがわかった。

昭和の初め、食用油を日常的に使えるということは、特記したい恵まれた状況であったと推察できる。

「都市部では油を購入」

都市部の給料生活者の状態はかなり異なる。例えば、東京都新宿区四谷では「炒めるときに使う油は菜種油か大豆油で、五合入りの四角いブリキの缶に入っている。酒屋から購入する。」との記述がみられる。つまり、自由に購入できるのである。

本資料で調べる限り、この時代の都市部と農山漁村の食生活にはかなりの格差がある。そして、その差が油の使い方の違いとして表れているのである。

一部の地域では自由に油を使えるようになっていたとはいえ、日本全体としてみると、昭和の初めごろまで油は貴重でそう簡単に手に入るものではなかった。それにもかかわらず、人々は油が食べ物をおいしくすることを知り、日常の食に取り入れようと苦心していたのである。

(4) 食用油の生産量が増えるのは昭和30年以降

 油の使用量と食生活との関係は，油の生産量の変化からも読み取ることができる。図1-7は日本の主要食用油であるナタネ油と大豆油の生産量を取り上げたものである。図から明らかなように，大正時代から昭和30年頃までの油の生産量は，現在とは比較にならないほど少ない。

 油の生産量もまた，高度経済成長と時を同じくして増加していったのである。

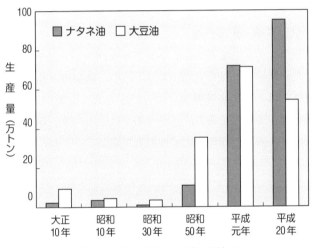

図1-7 ナタネ油および大豆油の
国内生産量の推移

(資料) 農商務省統計表，工業統計表

2. 今ではたくさんの油がある

今ではたくさんの油が簡単に手に入る。お蔭で日常の調理の種類も多い。市販されている油はJAS規格の基準をパスしたものであり，きわめてよく精製されている。

≪JAS規格とは，「日本農林規格」(Japanese Agricultural Standard)」の略称で，「農林物資の規格化等に関する法律」の中で決められている基準を示すもので，製品にJASマークを記載するためには，農林水産大臣が認可した登録認定機関の審査を受け，審査に合格するすることが必要である。≫

(1) サラダ油・天ぷら油

大豆，ナタネ，コーンなどさまざまな植物から油を分離・精製した液状油で，油脂含量100%である。**精製度が極めて高く淡黄色でほとんど無味無臭**。油だけをなめてもおいしくない。商品名はさまざまである。サラダのドレッシング，揚げ物，炒め物など，日常の調理に広く使われている。

(2) ゴマ油・オリーブ油

ゴマ油はゴマを煎って良い香りを出し圧搾により油を採取したもの。特有の香りが好まれ，特に韓国・中国料理の風味の特徴となっている。一方，焙煎しないゴマサラダ油は特有の匂いはなく，他のサラダ油と同じ性状である。

オリーブ油はオリーブの果実を絞ってつくるやや緑がかった油。イタリアを始めヨーロッパでその香りが珍重される。

(3) バター

牛乳の脂肪を集めたもので、油脂含量は80％以上。原料乳を遠心分離機にかけ、上の方に集まってきた脂肪を撹拌してつくる。水分は10数％で、細かい粒となって分散している。

有塩バターと無塩バターとがあり、前者には食塩が2％弱含まれ、保存性を高めている。その他の添加物はなく、特有のよい香りがある。パンなどにつけて食べるほか、バター焼き、ポタージュ、ケーキなどのおいしさにも役立っている。

(4) マーガリン

精製加工した**硬化油***に粉乳や発酵乳・食塩・ビタミン類などを加えて乳化し（p.68）、練り合わせた加工食品。油脂含量と水分含量はともにバターとほぼ同じで、油脂の中に水の粒子が分散しているのも同じである。風味の点では乳脂肪に由来するバターのおいしさにはかなわないが、冷蔵庫から出し立てでも薄く延ばすことができ、使いやすい。

* **硬　化　油**：液状油に水素添加（p.54）をすることによりできる固形脂のことをいう（p.55）。

=== バターの代用品として誕生したマーガリン ===

マーガリンの誕生は1869（明治2）年と新しい。当時のフランス皇帝ナポレオン3世（有名なナポレオン1世の甥）が不足するバターの安価な代用品を懸賞募集し、当選したのがマーガリンである。日本への輸入はさらに遅く、1887（明治20）年である。

マーガリンという名称はギリシャ語の「真珠」に由来し、真珠のように美しく輝くことから命名されたそうである。

「ファットスプレッド」

　JAS規格ではマーガリン類に含まれ，油脂含量80％以上のものがマーガリン，**油脂含量が80％未満のものがファットスプレッド**と規定されている。油脂含量が40％台のものも出ており，カロリーが少ない。また，spreadということばが示すように延ばしやすいので，パンなどの上に薄く延ばせる。

(5) ショートニング

　動物・植物油脂，硬化油などの油脂の中に窒素ガスを細かな気泡として分散させたもの。微量の酸化防止剤，乳化剤などを含むが，バターやマーガリンと違って水分0.5％以下で，ほとんどが油。風味はなく無味無臭。細かい気泡がびっしり入っているので色は純白。加熱すると，融けて無色透明になる。

　パンやクッキーなどの口あたりをよくし，もろさをあたえるものとして，19世紀にアメリカで開発された。

　製菓用コーナーやマーガリンコーナーで売られている。また，ホットケーキ，ワッフル，パウンドケーキ，マフィンなどのミックス粉に使われている。

(6) 香　味　油

　香味料または香りの強いものを加えて，強い味や香りを出した油。ラー油は，辛みの強いトウガラシを入れて加熱した植物油で，ギョーザなどの中国料理のタレとして日本の家庭でもよく使われている。西洋ではトリュフを漬け込んだオリーブオイルなども使われている。

4 好きな料理にも活躍

　私たちは今，ほんの数10年前の日本人とは比較にならないほど，たくさんの食べ物を自由に食べられる状態にある。
　ここでは，日本人の好きな料理を取り上げ，油との関係をみてみよう。

「日本人の好きな料理と油にはどんな関係があるだろうか？」

　日本人の「好きな料理・好きな食べ物」についての質問がある調査から下記の5件を選んで調べた。

表1-5　調査内容

	対　象	サンプル数	地　域	調査年	引用文献
調査①	小学生	1,236人	全国	2011年	8
調査②	中学生	5,911人	全国	2005年	9
調査③	16歳以上	3,055人	全国	1983年	10
調査④	16歳以上	2,394人	全国	2007年	10
調査⑤	15〜79歳	5,033人	全国	2000年	11

　調査①および②の対象はそれぞれ小学生および中学生であり，③から⑤は16歳以上であるからほぼ成人対象と見なせる。人数や調査の年も異なるので細かなことはいえないが，日本人の好きな料理や食べ物を大まかに捉えることはできる。
　この5件の中の「好きな料理ランキング」1位から10位までを取り上げ，表1-6に記した。

表1-6 日本人の好きな料理ランキング

No.	調査①	調査②	調査③	調査④	調査⑤
1位	寿司	寿司	寿司	寿司	さしみ
2位	ラーメン	カレーライス ハヤシライス	さしみ	さしみ	焼き肉 鉄板焼き
3位	カレーライス	オムライス	すき焼き しゃぶしゃぶ	ラーメン	すき焼き
4位	焼き肉	ラーメン	漬け物	みそ汁	ギョーザ
5位	ハンバーグ	デザート	うどん きしめん	焼き魚	焼き鳥
6位	さしみ	ピザ	茶わん蒸し	焼き肉 鉄板焼き	魚の塩焼き
7位	ステーキ	スパゲッティ	天ぷら	カレーライス	鶏のから揚げ
8位	ポテトフライ	ステーキ	サラダ	ギョーザ	エビフライ
9位	スパゲッティ	炒飯・ピラフ パエリア	焼き肉	サラダ	肉じゃが
10位	ハンバーガー	丼もの	ラーメン	豚汁 けんちん汁	ステーキ

選ばれた料理を「油とおいしさ」との関係から，以下の3種類に分類してみた。

A　和食系：おいしさに対する油の役割は小さい
　　　寿司，さしみ，うどん・きしめん，みそ汁，焼き魚，漬け物，茶わん蒸しなど

B　肉類の料理：肉の脂がおいしさに役立っている
　　　焼き肉・鉄板焼き，すき焼き・しゃぶしゃぶ，ステーキ，ギョーザ，ハンバーグ，豚汁など

C　油脂がおいしさに役立っている
　　　ラーメン，カレーライス，ポテトフライ，天ぷら，サラダ，スパゲッティ，炒飯など

調査により料理名に違いはあるが，全体的にみるとCがもっとも多く，BとCとで全体の70％を占めていた。好きだといわれる大部分の料理のおいしさに油が役立っているのである。またAについても，寿司やさしみに使われるマグロの脂はおいしさに大きく役立っている。

油は日本人の好きな料理にも大きく貢献しているのである。

本章では，油が食べ物のおいしさにいかに役立っているかを，いくつかの角度から考えてきた。油が食べ物のおいしさに大きく貢献し，今の私たちの生活にはなくてはならないものであることがおわかりいただけたであろう。

しかし，油そのものは別においしくない。では，なぜ油が入るとおいしくなるのだろうか。そもそもおいしいって何だろうか。次章では「おいしい」に焦点をあてて考えていこう。

●引用文献●

1) 松石昌典ほか：和牛肉と輸入牛肉の香気成分，日本畜産学会報，**75**，409，2004
2) 阿部広喜，福家真也編：シリーズ食品の科学「魚の科学」，p.27，朝倉書店，1994
3) 松下幸子ほか：古典料理の研究（十四），千葉大学教育学部研究紀要第二部，**37**，221，1989
4) 江原絢子，東四柳祥子：日本の食文化史年表，p.122，吉川弘文館，2011
5) 江原絢子，近藤悦子：おいしい江戸ごはん，p.47，コモンズ，2011
6) 日本油化学協会：食用油，p.221，幸書房，1974
7) 関本美貴，島田淳子：学苑863号，23，昭和女子大学，2012
8) 学研教育総合研究所：小学生白書Web版，2011
9) 独立行政法人日本スポーツ振興センター：平成17年度児童生徒の食生活等実態調査報告書，p.72，2005
10) NHK放送文化研究所世論調査部：日本人の好きなもの−データで読む嗜好と価値観，p.15，NHK出版，2008
11) 伏木亨編：食の文化フォーラム24「味覚と嗜好」，p.126，ドメス出版，2006

●参考図書●

・石川寛子編著：論集江戸の食−くらしを通して−，弘学出版，1994
・石川寛子ほか：食生活と文化，弘学出版，1988
・石川寛子，江原絢子：近現代の食文化，弘学出版，2002
・江原絢子：家庭料理の近代，吉川弘文館，2012
・江原絢子ほか：日本食物史，吉川弘文館，2009
・西東秋男：日本食生活史年表，楽游書房，1983
・芳賀　登，石川寛子監修：全集日本の食文化第五巻 油脂・調味料・香辛料，雄山閣，1998
・松下幸子：錦絵が語る江戸の食，遊子館，2009

第2章
「おいしい」って何？

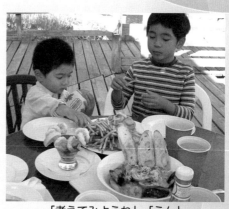

「考えてみようね」「うん」

1 あなたが何か食べる時

　前章では、油がおいしさに大きくかかわっていることをさまざまな角度から述べた。
　そもそも「おいしい」って何だろうか。本章では「おいしい」について考えてみよう。最初においしそうな料理が目の前に置かれた状況を想像してみよう。

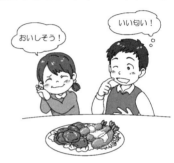

　もちろん生命の危険などなく、心身ともに良好な状態にあるものとする。

1. 感覚器官はフル活動

　まず食卓に並べられた料理をみる。美しく盛りつけられた料理。立ち上る匂い。「おいしそう！」と思う。「視覚」および「嗅覚」により、「おいしさへの期待」が高まる。
　次に料理を口に運び、咀嚼し、飲み込む。舌の上でいろいろな味が感じられ、「おいしい！」と思う。「味覚」はおいしさの主役である。同時に匂いが口から鼻腔へと伝わり、嗅覚器官を刺激しておいしさを一層高める。食べ物を噛み砕く心地よい音も聞こえる。「聴覚」もまたおいしさに関与するのである。
　食べ物の物理的性質と咀嚼による変化もおいしさに大きく関与する。食べ物には硬くてもろいものあれば、なめらかで軟ら

かいものもある。熱いものや冷たいものもある。このような口中での感覚は，「触覚」,「圧覚」,「温覚」,「冷覚」などといわれる「皮膚感覚」によるものであり，「視覚，聴覚，嗅覚，味覚」と合わせて「五感」といわれている。

　「五感」のすべてがフル活動して，食べ物のおいしさに関係する情報を脳に伝えるのである。

2．脳もフル活動

　これを受けて，脳もフル活動する。感覚器官からの情報だけではない。過去から現在までの情報や知識，現在の心理的・生理的状態，食事をしている環境など，脳はすべての情報を総合して「おいしい・まずい」を決めるのである。

　同じものを食べても，風邪気味だったり，虫歯が痛かったり，落ち込んでいたり，腹が立っていたら，おいしくない。逆に皆で楽しく食べればおいしい。「おいしい」には，生理学も，心理学も，脳科学も関係しているのである。

　しかし，それぞれの調理のおいしさに対して，私たちは共通の尺度をもっている。だからこそ，一緒に食べながら「おいしい」と共感しあえるのである。調理には私たちが共有するおいしさを創りだすためのコツがあり，コツには科学がある。

　調理科学はこのような調理のコツを科学の目で明らかにするものである。明らかにするためには，まず食べ物の「おいしい状態」を客観的に捉える必要がある。

　そこで，まず調理科学が対象とするおいしさについて述べよう。

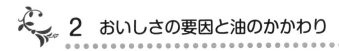
2 おいしさの要因と油のかかわり

前項で述べたように、おいしさには五感のすべてがかかわっている。おいしさを科学の目で見るためには、対象とする食べ物または料理のおいしさがどの感覚器官によるものかを明らかにし、おいしさを総合的に評価することが必要である。各感覚器官によるおいしさの要因を**食味要因**という。ここでは各食味要因の内容について述べる。また油が各要因のおいしさにどのようにかかわっているか述べる。

1. 外観 ―視覚が捉える第一印象

視覚で捉える食べ物の色は、食べた時のおいしさに対する期待によるものである。

* **食品素材の色・仕上がりの色**　特に野菜は種類によって色とりどりであり、食品素材の色を生かすことが大切
* **つや**　酢豚や八宝菜など
* **なめらかさ**　炒め物、ポタージュなど
* **盛りつけの美しさ**　料理と器の調和

≪盛りつけの美しさは、和洋中の料理によって、それぞれ大きく異なる。日本料理のそれは季節を感じさせる繊細な感性に満ちているのが特徴である。≫

油は特に炒めものの外観に大きな影響を及ぼす。油のお蔭で表面がなめらかでツヤが出る（口絵写真7）。揚げ物も油のお蔭での見るからにカラッとした感じになる（口絵写真4, 5）。

2. 匂い —文化圏によって好みが大きく違う

　調理中に空間にただよってくる匂い。目の前に料理が出された瞬間に感じられる匂い。また，料理を食べている時に味とともに口の中で感じられる匂い。匂いは時には視覚による刺激より先に脳へ到達する。

　同じような炒め物をしても，バターを使えば西洋風になるし，ラードを使うと中華風になる。匂いは文化圏の特徴を浮き彫りにする食味要因である。

　匂いに対する好みは食習慣によって異なる。特に特殊な匂いを生じる発酵食品や香辛料に対する嗜好は文化圏によって大きく違う。みそ，しょうゆ，納豆などの匂いは外国人には嫌われがちであるし，日本人からみれば外国の料理の匂いにはなじめないものがかなりある。

「匂いを感じさせるのは揮発性成分」

　匂いを感じさせるのは，揮発性成分，つまり簡単に気体となって空気中に飛び出す物質であり，食品中に存在するばかりでなく，調理中に増える。

　サラダ油のように精製された油には揮発性成分はごくわずかしか含まれておらず，匂いもほとんどない。しかし加熱すると，油の一部が分解して揮発性成分が生じ，油を使った調理特有の匂いを生じる。また揮発性成分と食品成分との間に化学反応が起きることで新たな揮発性成分が生じ，おいしさを感じさせるのである。

3. 味 ―おいしさの主役 いいあんばいに

　味覚を通して脳へ送られる味は，おいしさ全体に大きなウエイトをもち，味つけは調理にとって非常に大切である。

　調理で味の決め手となるのは塩味であり，食塩濃度1％弱が適度である。うま味が共存すると，適度と感じる塩分濃度は薄い方にシフトするので，減塩効果がある。うま味はコンブ，カツオ節，シイタケなどから抽出される味である。

　味は**呈味成分が水に溶けることによって感じられる**ので，例えば，水を放出しにくいコンニャクやヨウカンなどは，調味料を含んでいる割には味を感じにくい。

　≪ほどよく味つけをすることを「いいあんばいに」といい，「いい塩梅に」と書く。そのワケは海水からの粗製塩と梅酢の酸味が調味の基本であったためである。≫

　油そのものには味はない。しかし，油が入るとその料理はおいしくなる。用いる油の種類は違っても**油が入るとおいしいと思うのは世界的に共通**である。

4. テクスチャー ―おいしさに大きく影響

　おいしさに大きな影響をもつのがテクスチャーである。テクスチャーは，**「舌触り，歯ごたえ，口あたり」などとよばれる口中感覚を示すことばで，食べ物の物理的性質によって生じるもの**をいう。硬い，軟らかい，もろい，なめらか，粘るなど，おいしさに関与するテクスチャーはさまざまである。

「テクスチャーを表現することばは多種多様」

 テクスチャーはさまざまなことばで表現される。揚げ物ならば，カラリ，カラッ，パリッ，サクサク，軽い感じなどさまざまな表現がある。

 日本語のテクスチャー表現用語は大変豊かであり，特に**擬音・擬態語（オノマトペ）**が多いのが特徴である。

 これらのことばは，長い生活の歴史の中で使われて定着し，同一文化圏ではお互いに共有されていることばであり，他の文化圏には理解されにくい場合も多い。

 例えば，「手打ちうどんのおいしさは，何といってもコシがあることだ」などと私たちはいうけれど，直訳したら，外国人はそれこそ腰を抜かすのではないだろうか。

「テクスチャーのコントロールは調理上の要点」

 うどんやそばはゆで加減が大切だし，ステーキや焼き魚は焼き加減が大切という。このように調理ではテクスチャーのコントロールが調理上の要点になっている場合が多い。

5．音―受容する日本・忌避する西洋

 日本の食文化では「お茶漬けサラサラ，たくわんポリポリ」などというように，咀嚼中の音もおいしさの一要因となっている。一方，西洋料理のマナーでは食事中の音を嫌う。陶磁器の皿と金属製のフォークやナイフという接触すれば当然音が出るものを使いながら，音をたてないように食事する。食事中の音には文化圏の特徴が色濃く反映されている。

「音はテクスチャーと連動している」

せんべいや生野菜のなどのパリパリした音は,おいしさの大きな要因であり,テクスチャーと連動している場合が多い。音を聞いただけで,おいしそうと思うのは,脳が音と食べ物のテクスチャーとの関係を記憶しており,音を聞いただけでおいしいという信号を出すからである。

6. 温度 —熱々のおいしさ・ひんやりのおいしさ

食べ物の温度は,熱いか,または冷たいのがおいしい。体温に近い温度がおいしいなどというのは,日本酒の「かん」くらいのものである。

「日本の吸い物と西洋料理のスープも同じ基準」

汁物のおいしさには汁の風味とともに温度が大きく影響する。汁の風味は和洋中の文化圏によって大きく異なるが,温度に関しては,洋の東西を問わず,熱くするかまたは冷たくするのが原則である。「冷やし汁」または「冷やし吸い物」などと称して,ひんやりしたおいしさを表現している料理もある。

以上のように,一口においしいといってもその中身は複雑である。また文化圏によりおいしいとされる状態が全く違う場合もある。こんな複雑な判断を下すのは人間の脳である。

そこで,いったい人間の脳はどのようにしておいしいとかまずいとか判断するのかを考えていこう。

3 脳の構造と仕組み

　脳はどんな仕組みでおいしいとかまずいとかの判断をするのだろうか。脳科学の権威である伊藤正男先生のお話[1]を元に，複雑な脳の構造と仕組みを簡単に説明してみる。

1. 構造の基本は同じ ―魚から人間まで

　背骨のある脊椎動物（図2-1）の脳はもっとも下等な魚類からもっとも進化したヒトまで，基本的には一貫した構造をもっている。しかし，進化の過程でいろいろな機能が加わり，ヒトの脳は非常に複雑になっている。

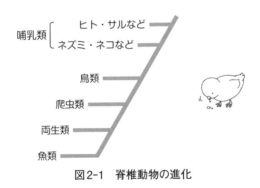

図2-1　脊椎動物の進化

　人によって食べ物に対する好みが違っていたり，日本人が好むものを外国人が嫌ったりするのも，人間の脳が複雑になり，他の動物にはない働きをするからである。

「人間の脳の構造と名前」

図2-2は人間の脳を左側からみた図である。図の下の方に脳幹があり、その下には脊椎がある。脳幹の一番前に視床下部がある。脳幹と脊椎は脳の基本部分であり、脳幹の後ろには小脳がある。その上にあるのが大脳である。

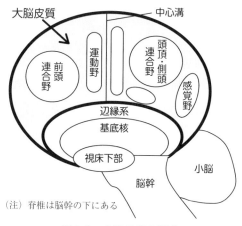

図2-2 人間の脳の構造
(伊藤正男:おいしさの脳科学, p.4, FOODEUM, 32, 1996)

大脳の芯の部分にある大脳基底核、その周りを取り巻いている辺縁系は進化の上で非常に古い部分である。大脳の表面は大脳皮質(太い線で囲んだ部分)という層でおおわれている。大脳皮質は、味覚や嗅覚などの感覚の分析器である感覚野、運動に関係する分析器である運動野、および2つの連合野をもつ複雑な情報分析器である。特に大脳皮質が大きく複雑なことが人間の脳の特徴である。

「脳幹と脊髄だけでできることは何だろう？」
 まず，どんな脊椎動物でもできることからみていこう。
 ① **反　　射**　　1つの刺激に対して1つの反応をする単純な行動。膝の下をたたくとポンと足が上がる，目に光を当てるとまばたきをするなど。
 ② **複合反応**　　刺激と行動の間が複雑。例えば四足歩行。
 ③ **生得的行動**　　俗にいう本能的行動のこと。
 　食べ物があれば食べる，喉が渇いたら水を飲む，というような本能的行動。この行動の中枢は視床下部というところに集中しており，生存に有利かどうかという生物的価値判断で，食べる・食べない，飲む・飲まないの選択をしている。

「コントロール役をする大脳基底核・辺縁系・小脳」
 　上記の①～③がバラバラに起こったら，全体としてはうまくいかない。そこで，下に示す3つがコントロールする。
＊**大脳基底核**　　一種の行動規制をして，①～③の系が安定に働くようにする。会社でいうと総務部みたいなもの。
＊**辺縁系**　　刺激に対する反応が生存の目的にかなうかどうかをチェックし，かなうように修正をする。
＊**小　脳**　　運動をモニターしていて，状況が変わった時には修正をする。状況が変わっても刺激に対して同じ反応をしていたら，種の保存ができないからである。
 　つまり，**大脳基底核は安定性**を，**辺縁系は目的性**をもたせ，**小脳は運動にかかわる適応・修正**を行っているのである。

2. 特別に進化した人間の脳

　脳の各部位の大きさや形は進化が進むにつれて変化する。哺乳類では大脳皮質が大きくなり，大脳新皮質とよばれる部分が出現する。中でも特別なのが人間であり，前述したように大脳皮質が非常に大きくなっている。

　大きさだけでなく大脳皮質の中身も違ってくる。ネズミや猫や犬では，大脳皮質のほとんどが感覚野と運動野で占められている。霊長類になると大脳皮質の中の連合野が大きくなり，その中でも人間の大脳連合野は特別に大きい。

「ハイテクマシーン ―人間の大脳連合野」

　連合野は名前の示すように，外界から大脳に入ってきたさまざまな刺激の分析結果を相互につなぎ合わせて総合判断をする領域である。人間の連合野の機能は他の動物と比較にならないほど複雑で優れたものになっている。

　連合野は2つあり，後ろから脇にかけての**頭頂・側頭連合野**は感覚野の信号が入ってくる部分，溝の前にある**前頭連合野**は信号を発信する部分である。

　人が食事をするとさまざまな信号が後ろの連合野に送られる。これらの信号はここでかきまぜこね合わせられ，内部に別の世界ができる。バーチャルリアリティといってもよいような世界ができるのである。

　前にある連合野は，情報を整理・統合・理解・価値判断をして指令を出す最高司令塔みたいなものであり，後ろにできた内

部の世界に働きかける。前と後ろで情報が何度も何度もやりとりされて、脳の中に価値基準を組み入れた内的な世界ができる、それが大きな役割を演じる。つまり、人間の大脳連合野の中には、生存に必要というような単純なものではない**文化的な基準**ができているのである。

下等動物では生存に必要な行動（反射、複合反応、本能行動）に使われていた大脳基底核や辺縁系や小脳（p.38〜39）も、人間では大脳連合野に向けて働くようになる。

人間の大脳連合野は、このようにすべてを総動員して、おいしい・まずいの判断をするのである。

地球上に生きる生物の中で調理して食べる動物は人間だけである。そして人間だけが調理を文化として育くんできた。調理の種類は数多く、見た目も違えば、おいしさに求める味や匂いなども文化圏により大きく異なる。

このような事実も特別に進化した人間の脳のお蔭であることがわかる。

文化としての調理にはおいしく仕上げるためのコツとか要点といわれるものがある。コツの科学的解析を始めとする調理の科学については第3章以降で述べることにし、次の節では、おいしさの中で大きなウエイトをもつ味について述べる。

油には味があるのだろうか。油は味の感覚器官に作用するであろうか。油と味覚との関係について考えてみよう。

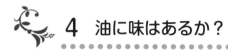

4 油に味はあるか？

1. 油に対する好みと大きな謎

　油がたくさん含まれている食べ物はおいしい。油に対する好みは人間だけでなく，動物も同様である。この理由は，生き物が生存に必要なものを本能的に好むからである。

　油はカロリー源としてもっとも優れている。炭水化物やタンパク質は1gから4kcal（約17kJ）にしかならないのに，油は9kcal（約37kJ）にもなる。生存に圧倒的に有利であり，生き物は本能的に欲するのである。これを特に**生得的嗜好**という。

「生得的嗜好の決め手と生じる疑問」

　受け入れるか拒否するかの決め手となるのは味覚である。味覚は，水に溶けた化学物質の刺激を，舌の上の感覚器の中の受容器が受容して電気信号に変換し，脳に送ることによって生じる感覚である。この化学物質は呈味物質あるいは呈味成分とよばれる。

　ここで疑問が生じる。油に生得的嗜好があるということは油には味があることを意味する。しかし，呈味成分は水溶性であり，油は水溶性ではない。したがって，呈味成分は油には溶けないし，油に味はないはずである。

　確かに，サラダ油そのものをなめても味は感じられないしおいしくもない。では，なぜ油が好まれるのだろうか。

2. 味を感じる仕組みと好み

　この謎を解く前に，甘いとか塩からいとかいわれる「味」について考えてみよう。味を感じる仕組みについては今では分子レベルでの研究が進んでいるが，本書ではごく簡単に述べる。

「味を感じる仕組み」

　味を感じるのは舌であり，舌の上には乳頭とよばれる白っぽいボツボツがいっぱいある。乳頭の中には花のつぼみのような形をした味蕾という感覚器がある。味蕾は味を感じる細胞である味細胞（受容器）からできている。味細胞の先端部の細胞膜には，呈味物質を受け止める受容体（レセプター）がある。

　呈味成分はこのレセプターに吸着され，電気信号として脳へ伝えられる。伝える役目をするのは，鼓索神経，舌咽神経などとよばれる神経である。こうして伝わっていった信号が脳の大脳皮質の中にある感覚野（p.38, 図2-2）に到着し，その刺激により味を感じるのである。

「味は何種類あるだろうか？ アリストテレスの説」

　今から2,000年以上も前，ギリシャの哲学者アリストテレスは，味が甘味，苦味，酸味，塩味，収斂味（astringent, 渋いしびれるような感じ），辛味（pungent, 唐辛子のピリッとした感じ），粗いザラザラした味（harsh）の7種類からなるとの説を提唱している。この中で，今でも「味」に入っているのは最初の4種類である。

「味の種類 ―その後と現在」

　その後もいろいろな説が提唱されたが，20世紀初めにドイツの心理学者ヘニングは「味の正四面体説」を提唱した。この説は，基本的な味は「甘味，塩味，酸味，苦味」の4種類であり，すべての味はこれら4基本味のそれぞれを頂点とする正四面体のどこかにあるというものである。この説は味の世界ではとても有名になり，20世紀の半ばまで支持されていた。

　しかしこの説には，日本の食文化に欠かせない「うま味」が入っていない。日本人を中心とするうま味物質の発見や生理学的研究が盛んになり，20世紀後半には「うま味」を含めた5種類の味が基本味とされるようになった。

「味に対する好みは生き物に共通」

　赤ちゃんもチンパンジーも甘い味が好きだし，苦い味は嫌う。大腸菌も甘いものには寄っていくし，苦いものからは逃げていく。他の多くの生き物についても共通性がある。味覚が生存に必要かどうかのチェック機能をもっているからである。

　エネルギー源として重要な炭水化物は糖がたくさん集まったもので，消化されると糖になる。筋肉の成分として重要なタンパク質はアミノ酸が集まったもので，アミノ酸の中にはうま味のあるものがある。そこで，甘味はエネルギー源としてのシグナル，うま味は体をつくるタンパク質としてのシグナルといわれる。食べ物が腐ると酸味が出ることが多いし，毒物は苦いことが多い。そこで，酸味は腐敗物のシグナル，苦味は毒物のシグナルといわれる。

「人間だけはちょっと違う嗜好がある」

　苦味のように本来は嫌われる味が，人間では習慣により嗜好性の高い味になっている場合がある。コーヒー，ビール，慈姑(くわい)などがその例である。酸味もまた嫌われる味であるが，果物，酢の物，ヨーグルトなどをとおして，さわやかな感じが自然に受容されるようになっている。また，味の濃さに対する好みも，人によって異なる。

　人間は他の生き物とは違い調理をして食べる。調理により人間の食生活は他の動物とは比べものにならないほど多様化している。脳もまたこれらの違いを識別できるよう複雑になっている。人間の嗜好は，動物とは異なる独特なものになっているのである。

━━ Yu君が初めてヨウカンを食べた日 ━━

　孫のYu君が，生まれて初めて羊羹（ヨウカン）を食べた時の様子を紹介しよう。菓子皿に盛られた黒茶色の直方体の物体。自然の食品らしからぬシンプルで幾何学的な形。得体のしれない黒っぽい色。滑らかでツルンとした表面。いつも食べている赤ちゃん向けの皿とは明らかに違うおとなのムードの一皿。彼はうさんくさい顔をして，疑惑に満ちた目でヨウカンをじっと見つめた。

　思いっきりやさしい笑顔で「これ，おいしいわよ〜」といってみた。彼の疑念はさらに増した。楽しそうにゆっくりと口に運ぶ私とまわりのおとなたち。上目使いで見つめるYu君。しばらくして恐る恐るヨウカンを口に入れた。彼の表情が変わる。どうやら甘味を感知したようだ。

　かくして彼にとってのヨウカンは，この日，疑惑の物体Xから甘くておいしいお菓子へと変化した。

3. 仕組みが違う油の味

 前項で述べたように,油は水に溶けないから,油には甘味や苦味を感じさせる水溶性の呈味成分は含まれていない。しかし,油は好まれる。

 ということは,油には味を感じさせる特別な仕組みがあるのではないだろうか。それは長い間,謎であった。

 しかし,近年その謎が急速に解き明かされつつある。伏木亨先生らの膨大な研究成果[2],[3]などを中心にやさしく述べよう。

「油はやみつきになる」

 ナッツや揚げ菓子などを食べだすと,なかなかやめられなくなる,つまり「やみつきになる」といわれる。

 伏木らは,マウス（ネズミの1種）をコーン油で飼育し,マウスが油に異常な執着を示す,つまりやみつき症状を示すことを明らかにしている。

「やみつきになるのは油の匂いや粘度のせいだろうか？」

 やみつきになったのは,油にあるかすかな匂いのせいかもしれない。そこでマウスの嗅覚を破壊して同じ実験をしたが,やはりやみつきになった。つまり嗅覚は関係ないことがわかる。

 油はねっとりとした舌触りをもつ。この性質がやみつきの原因となるのかもしれない。そこで油に近い粘度をもつパラフィンや増粘剤を使って実験したが,やみつきにはならなかった。

 つまり通常の油のみが,やみつきを引き起こすのである。

「油に味があるのだろうか？」

　もし「油に味がある」とすれば，口の中で油が受容されることになる。そうならば，油をなめただけで，膵臓から一過性の消化酵素が分泌されるはずである。なぜなら，この分泌は口腔内の化学的刺激が神経系を介して伝達されることを意味するからである。また，この分泌は好ましい刺激にのみ応答する。

　そこで，油が口より下の方まで行かないようにラットの食道を切断し，飲み込んだ食べ物が体外に出てしまうようにしてから油をなめさせた。その結果，膵臓からの酵素の分泌が認められ，油が口の中で受容されることが明らかになった。

「口中における油の受容 ―脂肪酸を認識」

　しかし，油がそのままの形で受容されるわけではない。油は口の中で分解され，分解物である脂肪酸（p.50）が認識される。分解するのはリパーゼという脂肪分解酵素である。舌の上にはエブネル腺という舌腺のひとつがあり，ここからの分泌物の中にリパーゼが含まれている。リパーゼの働きにより油から脂肪酸が遊離する。遊離した脂肪酸が味蕾のタンパク質と反応し，油のおいしさを感じさせるのである。

　ラットは植物油の中に含まれるような炭素数の多い不飽和脂肪酸（表3-1）に対しては高い嗜好性を示し，炭素数の少ないものには興味を示さない。人間の場合，リパーゼの分泌はラットほど高濃度ではないので，調理加工によって生じる脂肪酸が関係する可能性も考えられる。

　油の味に関するホットな研究はさらに進歩しつつある。

●引用文献●
1) 伊藤正男：おいしさの脳科学，p.4，FOODEUM，**32**，1996
2) 伏木　亨：食嗜好とエネルギー消費を基盤とした食品化学的研究，日本栄養・食糧学会誌，**63**，61，2010
3) 松村成暢，伏木　亨：口腔内における脂肪酸受容，化学と生物，**48**，114，2010

●参考図書●
・小俣　靖："美味しさ"と味覚の科学，日本工業新聞社，1986
・河村洋二郎編著：うま味—味覚と食行動，共立出版，1993
・島田淳子，今井悦子：調理とおいしさの科学，放送大学教育振興会，1998
・島田淳子，下村道子編：調理科学講座1 調理とおいしさの科学，朝倉書店，1993
・日本化学会監修：味の秘密をさぐる，丸善，2006
・日本栄養・食糧学会監修：脂質栄養と健康，建帛社，2005
・伏木　亨編：食の文化フォーラム24 味覚と嗜好，ドメス出版，2006

第3章
調理にいきる油の性質
──使いこなした人間の知恵

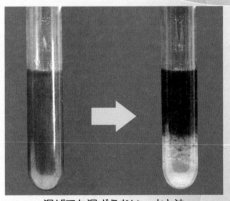

混ぜても混ざらない　水と油

1 分子からみた油の特徴

　今の日本は情報化時代，いや情報過多時代である。よくわからないことばが氾濫している。油に関係するものでも，トランス脂肪酸，DHA，EPA，中鎖脂肪酸，不飽和脂肪酸などが目につく。また，オレイン酸リッチとか，リノール酸リッチなどと書かれたサラダ油もある。

　これらのことばと実際の油とはどういう関係にあるのだろうか。これを知るために「分子としての油」をみてみよう。やさしく説明してみる。

1. 形の違う分子がいっぱい

「油はグリセリンと脂肪酸が結合したものである」

　図3-1に示したように，油は1個のグリセリンと3個の脂肪酸からなっている。これらが結合し，点線の中の3個のH_2Oが外れたものが油である。

　《Cは炭素，Hは水素，Oは酸素である。脂肪酸はR-COOHと表し，Rは図3-2に示したように，炭素と水素がつながった鎖のような部分を表す。鎖の長さが違う脂肪酸がたくさんあるので，Rに番号がつけてある。グリセリンはアルコールの一種，脂肪酸はカルボン酸という酸の仲間であり，両者の結合はエステル結合とよばれるものである。》

　《化学式が苦手または嫌いな読者のために文章だけ読んでもわかるように書いてあります。》

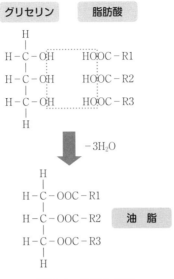

図3-1 油脂の構造

　図3-2は脂肪酸の構造である。炭素の数が多いので，中を点々（・・・・）で表している。炭素のCを省略して下のように書くこともある。

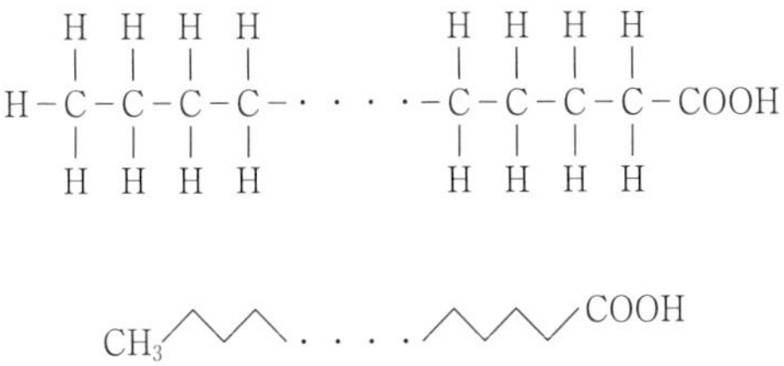

図3-2 脂肪酸の構造

1　分子からみた油の特徴

「脂肪酸にはさまざまなものがある」

自然界にある脂肪酸の炭素数はほとんど偶数である。炭素数が2～4個のものを短鎖脂肪酸または低級脂肪酸，14個以上のものを長鎖脂肪酸または高級脂肪酸という。中鎖脂肪酸については，炭素数6～12個を指す場合と炭素数8および10個の脂肪酸を指す場合とがある。すべての脂肪酸は飽和脂肪酸と不飽和脂肪酸に大別できる。

飽和脂肪酸とは　図3-2をもう一度みてみよう。炭素（C）は隣のCや水素（H）など4個の元素と結合している。炭素は他の元素と結合できる手を4本もっているので，もっている手はすべて使われていることになる。このような脂肪酸を**飽和脂肪酸**という。

不飽和脂肪酸とは　図3-3をみてみよう。太字の炭素（**C**）に結合しているのは，1個のHと2個のCで合計3個だけである。つまり，Cの手は十分に使われていない。このようなCの結合を二重結合といい，二重結合をもつ脂肪酸を**不飽和脂肪酸**という。

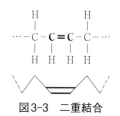

図3-3　二重結合

二重結合の部分は，図3-3に示すように船底のような形になっている。このような形の二重結合を**シス型**という。**天然にある不飽和脂肪酸はほとんどシス型である**。不飽和脂肪酸の中には，二重結合が1個だけのものもあれば，2個以上のものもある。

表3-1に代表的な脂肪酸を示す。

表3-1 脂肪酸の種類

名称		略記[a]	融点(℃)	多く含む油の例
飽和脂肪酸	酪酸	$C_{4:0}$	-7.9	バター
	カプリル酸	$C_{8:0}$	16.7	ヤシ油[b]
	カプリン酸	$C_{10:0}$	31.6	ヤシ油[b]
	ラウリン酸	$C_{12:0}$	44.2	ヤシ油[b], パーム核油[c]
	パルミチン酸	$C_{16:0}$	63.1	パーム油[d]
	ステアリン酸	$C_{18:0}$	69.6	ココアバター
不飽和脂肪酸	オレイン酸	$C_{18:1}$	13.4	オリーブ油
	リノール酸	$C_{18:2}$	-5.0	綿実油, 大豆油
	α-リノレン酸	$C_{18:3}$	-11.0	エゴマ油 アマニ油
	アラキドン酸	$C_{20:4}$	-49.5	動物性食品の油
	エイコサペンタエン酸(EPA)	$C_{20:5}$	-54.1	魚油
	ドコサヘキサエン酸(DHA)	$C_{22:6}$	-44.3	魚油

(注) a) 表の略記は脂肪酸の炭素 (C) の数と二重結合の数を表している。例えば、オレイン酸は炭素数が18個で、二重結合を1個もっているので$C_{18:1}$と書かれている。
b) ヤシ油はココヤシの種子からつくられる油。ココナッツオイル。
c) パーム核油はアブラヤシの種子からつくられる油。
d) パーム油はアブラヤシの果肉からつくられる油。

≪飽和脂肪酸の融点は、炭素数4個の酪酸が-7.9℃ともっとも低く、炭素数の増加に伴って高くなっていく。不飽和脂肪酸の融点は飽和脂肪酸より低く、二重結合の数が増えるに従ってさらに低下する。炭素数が18個の脂肪酸を例にとると、二重結合のないステアリン酸の融点は70℃に近いが、二重結合が3個のα-リノレン酸では-11℃となっている。≫

≪油は保存によりまた加熱により劣化してまずくなる。劣化には空気中の酸素（O）が関与するので**酸化**という。二重結合のある脂肪酸は飽和脂肪酸より酸化しやすい。よって二重結合が多い油は少ないものより速く酸化する。≫

「二重結合にはシス型とトランス型がある」

　天然にある不飽和脂肪酸の二重結合は，前述したようにほとんどシス型である（p.52, 図3-3）が，二重結合の中にはトランス型とよばれるものもある。

　図3-4 Bをみてみよう。二重結合の部分についている炭素（C）の向きがAと違う。Bのような形になっている二重結合を**トランス型**という。また，トランス型の二重結合をもつ脂肪酸を**トランス脂肪酸**または**トランス酸**という。

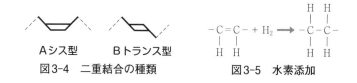

　Aシス型　　Bトランス型
　図3-4　二重結合の種類　　　　図3-5　水素添加

　トランス型の二重結合は，食品加工でよく行われる**水素添加**という工程中にできる。油に水素添加すると，図3-5に示すように炭素（C）同士が二重結合をしている部分に，水素（H）が結合して飽和状態になる。しかし，一部の二重結合は水素と結合しないで残り，立体構造のみがシス型より安定なトランス型に変わるのである。

トランス脂肪酸の知識

トランス脂肪酸ということばをよく聞く。健康によくないというのである。本当だろうか。本当ならどうしたらよいだろうか。

「どんな食品に含まれているの？」

マーガリン，ファットスプレッド，ショートニングなどの**固形脂**や，これらを使った洋菓子，揚げ物など多くの**加工食品**に含まれている。牛肉や羊肉，牛乳や乳製品の中にも微量含まれている。

「固形脂にはなぜトランス脂肪酸があるの？」

固形脂の主な原材料は植物油で，液状である。そこで，**水素添加**（図3-5）をして二重結合を減らす。二重結合が減ると融点が上がるので，液状の油が固形脂となるのである。できた固形脂を**硬化油**という。

しかし，二重結合を全部なくすと融点が高くなり過ぎる。例えば二重結合2個のリノール酸（炭素数18個）の融点は－5℃であるが，二重結合をゼロ（ステアリン酸）にすると融点は69.6℃まで上がる（表3-1）。そこで一部は二重結合のままで残す。できたものを**部分水素添加油脂**という。水素添加により，二重結合の一部はトランス型に変わる。

なぜトランス型に変わるのだろうか。脂肪酸の形は，厳密には平面上にあるのでなく立体的になっており，トランス型の方がシス型より構造が安定だからである。

「なぜ硬化油をつくるの？」

調理加工に適した性質の油ができるからである。例えば，冷蔵庫から出し立てのバターは硬くて延ばしにくいが，マーガリンなら簡単に延ばすことができる。ショートニングのお蔭で，サクサクした好ましい食感の加工食品ができる。

「トランス脂肪酸は健康に悪いの？」

　過剰摂取は，悪玉コレステロール（LDLコレステロール）を増加させ，善玉コレステロール（HDLコレステロール）を減少させ，動脈硬化や心臓疾患のリスクを高める可能性がある。

「世界はなんといっているだろう？」

　2003年，**WHO（世界保健機関）はトランス脂肪酸の摂取量を総エネルギー摂取量の1％未満とする**よう勧告した。

「日本はどう対応しているだろう？」

　全容は，**食品安全委員会**が公表した「新開発食品評価書　食品に含まれるトランス脂肪酸」（2012年3月8日）でわかる。

　この委員会は科学的知見に基づいて中立公正に食品のリスク評価等を行うことを目的とし，内閣府に置かれているものである。

　委員会は，ヒトにおける疫学調査，食品中のトランス脂肪酸含有量調査，トランス脂肪酸摂取量調査の結果など，膨大な資料を基にトランス脂肪酸のリスク評価を行い，以下を報告した。

　「トランス脂肪酸を多く摂取している諸外国ではトランス脂肪酸摂取による冠動脈疾患発症増加の可能性はあるが，日本人の平均トランス脂肪酸摂取量は総エネルギーの0.3％で，疾病罹患のリスクとの関連は明らかではない。また，**日本人の大多数のトランス脂肪酸摂取量がWHOの目標基準である1％を下回っていることから，通常の食生活では健康への影響は小さいと考えられる**。しかし，脂質に偏った食事をしている人の中にはトランス脂肪酸摂取量のエネルギー比が1％を超えている人もいるので注意すること，食品中のトランス脂肪酸量が減少すると飽和脂肪酸が増加する傾向にあるので，脂質全体の摂取バランスにも配慮した**栄養バランスのよい食事を心がけることが必要**である。」

　つまり，**普通の食生活をしていれば問題ない**ということである。もちろん，油っこいものばかり食べている人は別である。

この評価書は農林水産省，厚生労働省，消費者庁などにも通知され，各省庁はその摂取量を注視し，知見を収集している。

「日本と違うアメリカの対応」

アメリカでは，WHOの勧告以前から加工食品の総脂肪，飽和脂肪酸，コレステロール含有量の表示義務があったが，2006年からはトランス脂肪酸含有量の表示も義務づけられた。さらに2015年，FDA（米国食品医薬品局）は部分水素添加油脂（p.55）をGRAS（Generally Recognized as Safe）の対象から除外し，食品に使うには新たにFDAの承認を得ることが必要（2018年から）と決定した。GRASとは「従来から使用されており安全が確認されている物質」の意味であり，部分水素添加油脂を使うためには，申請して認可を受ける義務が生じることとなる。

日本よりずいぶん厳しい規制である。

「なぜこんなに違うのだろう？」

食生活の違いが背景にあると考えられる。第1章の図1-2（p.5）に示したように，アメリカのGDPは日本より少し多い程度だが脂質の供給量は日本の2倍弱でかなり多い。成人肥満率も日本より高い。死亡率のトップを占めるのも，アメリカでは心臓疾患，日本では癌（がん）である。平均寿命も日本の方が長い。このような実態が規制の違いに影響していると考えられる。

日本も総エネルギーに対する脂質の割合が理想よりやや多く，摂取し過ぎに注意するようにいわれているが，他の先進諸国に比べたらずっと少ない。特徴ある食文化が日本人の健康に貢献しているのである。

日本の風土の中ではぐくまれてきた日本の食文化。健康のためにも，文化の伝承のためにも，大切にしていきたいですね。

2. さまざまな分子が大集合

　前項で油は1個のグリセリンに3個の脂肪酸が結合した分子でできていることを述べた。しかし，分子は小さすぎて目に見えない。この項ではマクロのレベルで油をみてみよう。

「油はさまざまな分子の大集合体である」

　一般に使う油は，数種類以上の脂肪酸を含んでいる。
　どの脂肪酸がどのくらいの割合で入っているかを示すことばを**脂肪酸組成**という。図3-6に一部の油の脂肪酸組成を示した。

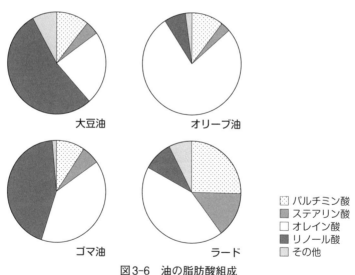

図3-6　油の脂肪酸組成
〔日本食品標準成分表2015年版（七訂）より作成〕

大豆油，オリーブ油，ゴマ油の大部分はオレイン酸とリノール酸で，これらは表3-1に示したように融点が低い。ラードもこれらの脂肪酸を50％強含んでいるが，60℃以上にならないと融けないパルミチン酸やステアリン酸が40％も含まれている。脂肪酸組成の違いが常温で液体か固体かを決めるのである。

「液状油と固形脂」

　油には，常温で液体の油と固形の脂とがある。前者を液状油または液体油，後者を固形脂または固体脂とよぶ。

「融点」・「凝固点」

　油脂の温度を上げれば固形脂は軟らかくなってきて，そのうちに融けて液状になるし，一方，液状油も温度を非常に低くすれば固形脂になる。

　固形脂が融けて液体に変わる温度を**融点**という。また，液状油の温度が下がって固形になる温度を**凝固点**という。

　温度によって固形になったり液状になったりする点においては，水も同じである。しかし，融点や凝固点が大きく違う分子が混ざりあっているという点において，油は水と大きく異なっているのである。

　《キャノーラ油（カノーラ油）は，キャノーラ種の菜種から採取したナタネ油。旧来のナタネ油は心疾患をもたらす可能性があるエルカ酸を含むが，カナダで開発されたこの油は60％以上のオレイン酸を含みエルカ酸をほとんど含まない。今日本で使われているナタネ油はほとんど輸入で，輸入はすべてキャノーラ油である。》

「固体脂含量」

　固形脂は見た目には固形だが，中身は固形脂と液状油からなっており，固形脂の多いものは硬い。温度が上がると中にある固形脂の割合が減り全体は軟らかくなる。この性質を表すのが**固体脂含量**（Solid Fat Content，**SFC**）である。図3-7はチョコレートの原料であるカカオ脂のSFCの温度による変化を示したものである。カカオ脂のSFCは体温付近の温度で急激に低下している。硬いチョコレートを口に入れると，急に融けて軟らかくなるのは，カカオ脂のこの性質によるものである。

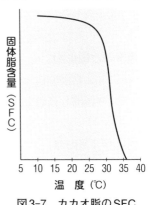

図3-7　カカオ脂のSFC

「油が凝固していく様子を観察してみよう」

　逆に，見た目には液体の油でもその中には凝固温度の違う分子が混ざっている。今度は液体の油の温度を下げていってみよう。口絵写真3は，オリーブ油を4℃の冷蔵庫に4日間保存したものである。常温では液体だったオリーブ油の中にクリーム色の粒子が浮かんでいるのがわかる。一部の分子が凝固したのである。もっと保存すれば固形の粒子の数はもっと増える。

　このように，常温では液体の油でも温度によって凝固状態は違うのである。オリーブ油の平均の融点は20℃付近であるからちょっと加熱すればまたすぐに融ける。

≪市販のオリーブ油の中には冷蔵庫に入れても固形脂が出て来ないものもある。オリーブ油の主な脂肪酸はオレイン酸で約70％含まれているが，脂肪酸組成は商品によってさまざまであり，融点の低いリノール酸が多いものもあるためである。≫

「サラダ油を冷蔵庫で保存しても固形の粒は生じない」

　日本で売られている食用サラダ油は，冷蔵庫に入れておいても凝固しない。理由は低温保存で固形になる分子を除いてあるからである。この操作を**ウインタリング**といい，サラダ油とよぶためにはウインタリングをしなければならないことが，JAS規格（p.22）で決められているのである。

「なぜウインタリングをするのだろう？」

　油の一部が凝固して固形の粒になると，ザラザラした感じの食感になり，液状油のなめらかな舌触りは失われる。サラダ油はマヨネーズやフレンチドレッシングとして使うことを前提につくられているので，凝固は禁物である。

　また，マヨネーズのなめらかさも失われる。マヨネーズがなめらかなのはエマルションになっているからで，油が凝固するとエマルションが不安定になるからである。

　エマルションについては，p.68で述べる。

　油は砂糖やデンプンと同じで元は食品の一成分である。そのため，一般の食品のように組織構造をもっていない。その意味では単純ではあるが，こうしてみるとなかなか複雑であることがわかる。次は油の性質を水と比較しながらみていこう。

2 水とは違う油の性質

1. 溶解性 —水に溶けない・混ざらない

　サラダ油に水を入れて激しくかき混ぜてみよう。しばらくは白っぽくなっていかにも混ざったように見えるが，すぐに水と油とに分かれてくる。これは油脂が水に溶けないからである。

「溶ける」と「混ざる」—どう違うの？

　溶けると混ざるの違いは何だろうか。例えば，水に砂糖を加えて溶かした砂糖水。砂糖水は**透明な液体**となり，見た目には水と区別がつかない。砂糖の分子のまわりを水の分子が取り囲み，1つになってしまったのである。このようになることを**溶解**といい，このような液体のことを**溶液**という。この場合，水に溶けたのだから**水溶液**という。

　油と水のようにお互いに溶けないものの場合には，一方が小さな粒になって散らばる。このような液を**分散液**という。

≪分散液の中には，液体に固体が分散した**懸濁液**(けんだくえき)（サスペンション）や液体に気体が分散した泡などもある。≫

「分散液は白っぽい」

　皆さんはフレンチドレッシングをつくったことがおありだろうか。透明な酢と透明な油を混ぜて強く振ると，白っぽく濁る。一見溶けているように見えるが，溶ければ透明になるはずだから，白っぽいということは水溶液ではなく分散液である。

「なぜ白っぽいのだろう？」

　白っぽい液では水や酢の中に油が小さな粒となって分散した状態になっている。外から入ってきた光は油の粒にぶつかり，一部は吸収されたり透過したりするが，大部分は反射する。光がたくさんの油滴にぶつかり，あちらこちらに散乱するため，白っぽくなるのである。しかし，水と油を混ぜただけでは不安定で，油の粒は1つまた1つと合体して大きくなり，油は水より軽いので上に行く。それとともに白っぽさも徐々に薄れていき，油と水は2層になる。

≪**牛乳が白いワケ**　牛乳に約3%含まれる油は小さな粒となって分散している。粒の直径は1〜10μm程度である。1μmは1mmの1/1000ととても小さいので，粒の数は膨大になる。よって真っ白に見えるのである。また油の粒の周りは薄いタンパク質の膜でおおわれているのでとても安定で，時間が経っても白いままなのである。≫

「調理との関係」

　サンドウィッチ　つくる時にまずバター，マーガリンなどをパンに薄くぬりつける。その上に野菜やハムなどを置く。はさまれた食品から水分が出てきても，油がそこでブロックして，水分をパンの中にしみ込ませない。油を薄くまんべんなく塗るのはこのためである。

　ドレッシングができるのも，油が水に溶けないからである。もしも油が水に溶けるならば，酢の物に使う合わせ酢のようになってしまう。

2. 比重 ―水より小さい

　油の比重は0.9程度であり，水のそれより小さい。つまり，水より軽い。この性質も調理に生きている。

「調理との関係」

　コンソメスープ　スープの澄みきった美しい色と風味は料理人の技能を測る「ものさし」といわれ，油の比重は澄んだ汁をつくるのに役立っている。

　肉を水の中で加熱するとふわっとした固形物が浮き上がってくる。これは「アク」とよばれるもので，肉の脂と加熱によって変性したタンパク質からできている。このアクを取り去ることにより澄んだスープができる。火力が強すぎると，スープが泡立ちアクと混ざりやすい。静かに沸騰を続けながら，アクを取り去ることが大切である。この操作で澄んだスープができるのは，油の比重が水より小さいためである。

　≪食べておいしくないものを**アク**または**不味成分**といい，アク抜きは調理の大事な操作のひとつである。アクとよばれるものの中には色を悪くするものも含まれており，アクとよばれる成分は数多くある。野菜類と肉類ではアクの成分が違う。≫

　豚肉からラードを取る時　豚の脂身に水を入れて加熱すると，固形の脂は液体となって脂身から遊離してくる。十分に加熱してから，火を止めてそのまま放置すると，元の脂身から遊離してきたラードは上の方に集まって固まるので，簡単に取ることができる。

3. 粘度 —水より高い

　水や油を強くかきまわすと勢いよくまわる。しかし，かきまわすのをやめると，まわるのが遅くなり，そのうちに両方とも止まる。

　なぜ止まるかというと，液体には加えられた力に抵抗する性質があるからである。力に抵抗するこの性質を**粘性**という。

　粘性の強さは「粘度」，「粘性係数」，「粘性率」などで表される。油の粘度は水の粘度の約 50 倍程度である。

≪20℃における水の粘性率は約 1.0 mPa·s[1]，23.9℃における大豆油のそれは 54.3 mPa·s[2] である。≫

「調理との関係」

　ドレッシングや炒め物の食感　液状油は水より粘度が高くトロリとしたなめらかな食感を与える。サラダのドレッシングや炒め物のなめらかな食感は油によるものであり，おいしさに大きく役立っている。

　温度と油の粘度　温度が上がると油の粘度は急激に下がる。そこで炒め物をする場合には，まずフライパンを加熱してから油を入れる。油はフライパンの中でさっと広がり，食品材料にからみつく。

≪油を何回も揚げ物に使うと油の粘度は増加する。粘度が増加すると，揚げ物はカラッと揚がらないといわれる。しかし，油は揚げ材料に吸収されて減少するから，家庭レベルでは問題ない場合もかなりある。この問題は揚げ物の項で述べる。≫

4. 比熱 —水より小さい

　油の比熱，つまり油の温度を上げるために必要なエネルギーは水の比熱の1/2弱である。よって，少しのエネルギーで簡単に高温が得られる。

≪比熱は物質1gの温度を1℃上げるのに必要なエネルギーのことで，熱量はジュール（J）で表すのが正式である。
　20℃における水の比熱は4.18 J/(g・℃)で，ナタネ油のそれは2.04 J/(g・℃)である。≫

「調理との関係」

　比熱が小さいことは調理に大変便利である。180℃程度の高温が簡単に得られ，ここに揚げ物の材料を入れれば，表面の水は直ちに蒸発する。揚げ油の温度はいったん下がるが火を強くすれば油の温度は簡単に上がる。油の比熱が小さいことはこんなところで大きく役立っている。

調理のことば「油通し」とは？

　油通しとは，泡油（パオヨウ）といわれる中国料理の調理操作で，切ったり，下味をつけたりした食材をごく短時間，油にくぐらせることをいう。130～150℃程度の油に10～20秒間油を通すことで，食材の水分の一部が抜け，その後の本加熱が短時間ですみ，仕上がりがきれいにできる。

　見えないところにも，ちょっとした調理の技術があり，そこには独特の調理のことばがあるのである。

---

5. 沸点 ―水よりはるかに高い・沸騰の前に分解

　水は1気圧において100℃で沸騰する。この温度を**沸点**という。圧力鍋を使っても沸点は120〜125℃程度である。煮物やゆで物などの温度は普通100℃かそれ以下である。

　一方，油脂の沸点は脂肪酸組成により異なるがオリーブ油で300℃付近と非常に高い。しかも，沸点に達する前に分解が起きて発煙するから，水とは大違いである。

　実際の調理では，分解など関係のない200℃程度までの範囲で行う。しかも，120℃程度から200℃程度までと，加熱の温度幅が大きいのが特徴である。

「調理との関係」

　油のこの性質のお蔭で，高温を必要とする揚げ物や炒め物ができる。油のこの性質が，人類においしい料理の数々をプレゼントしてくれたといっても過言ではない。

「もしも油を非常に高温にしたら，どうなるの？」

　もしも油の温度をどんどん上げていったとすると，油の一部が分解して煙が出てくる。この温度を**発煙点**といい，精製油の発煙点は230〜240℃程度[3]である。さらに加熱を続けたとすると油の表面に瞬間的に火がつく。この温度を**引火点**といい，精製油の引火点は315〜320℃前後である[4]。

　ただし最近のガスコンロや電気コンロには過熱防止装置がついているので，油の温度はそこまで上がらない場合が多い。

3 調理に便利 油の特徴

1. エマルションを形成

　水と油は混ざらない。しかし，双方を上手に取りもつ第3の物質があれば互いに混ざり合って，マヨネーズのように均一でなめらかな状態になる。水と油がこのような状態に混ざり合うことを**乳化**，混ざり合ったものを**エマルション**，第3の物質を**乳化性物質**あるいは**乳化剤**という。

「水中油滴型エマルションと油中水滴型エマルションがある」

　エマルションには，水中に油が小さな粒子となって分散している水中油滴型エマルション（O/W型）と，油の中に水が分散している油中水滴型エマルション（W/O型）とがある（図3-8）。
　粒子となって分散している方を**分散相**，そうでない方を**連続相**という。

「乳化剤があるとなぜエマルションになるの？」

　乳化剤の分子は，水に溶けやすい性質の部分（親水基）と油に溶けやすい性質の部分（疎水基）の両方を合わせもっている。このため，水と油の境（界面）にびっしりと配列し，エマルションを安定に保つのである。親水基の部分が大きいとO/W型エマルションに，一方疎水基の部分が大きいとW/O型エマルションになりやすい。

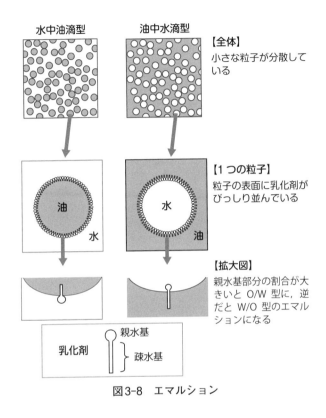

図3-8 エマルション

≪乳化剤のように分子の中に親水基と疎水基とをもつ物を総称して,界面活性剤という。気泡剤もそのひとつである。≫

「調理との関係」

牛乳やマヨネーズはO/W型エマルション,バター,マーガリンはW/O型エマルションになっている。

2. 固形脂 ―多様な機能

ここでは，固形の油脂製品をまとめて，固形脂としてその性質を述べる。

固形脂には，バターやマーガリン（p.23），ショートニング（p.24）のほかに，ラードなどがある。ラードは豚の背脂のことであるが牛脂やパーム油などを混ぜたものもあり，前者は純正ラード，後者は調製ラードとよばれる。

「力を加えると軟らかく延びる ―可塑性（かそせい）」

バターやマーガリンは一定の形を保っている。しかし，バターナイフで食パンの上に延ばすと，軟らかくなって延びる。延ばすのを止めても形は元に戻らない。このように一見固体のように見えるが，ある大きさ以上の力を加えると流れるようになり，力を取り去っても元に戻らない性質を**可塑性**または**塑性**ともいう。したがって，バターやマーガリンは，厳密には固形脂ではなくて**可塑性油脂**とよばれるものである。

この性質を示す理由は，固形脂が実際には固形の脂と液状の油が混ざったものであるからである。固形の脂がどの程度入っているかを示す尺度として使われるのが固体脂含量（SFC）であることは先に述べた（p.60）。

可塑性は調理には大変便利な性質である。小麦粉と固形脂を使った菓子づくりには，固形脂のこの性質が生かされている。パイの薄く，もろい皮ができるのも可塑性のお蔭である。

「空気を抱き込む ―クリーミング性」

　バターやマーガリンを強く撹拌する，つまりかき混ぜると全体が白っぽくなめらかになってくる。撹拌することによってバターやマーガリンの中に空気が細かい泡となって抱き込まれたためである。固形脂はこのように，空気を抱き込む性質をもっている。この性質を**クリーミング性**という。

　この性質はバターケーキやクッキーなどをつくるときに役立つ。クリーミング性がもっとも大きいのはショートニングであり，次いでマーガリン，バターの順である。

≪固形脂に抱き込まれた気泡が安定に保たれるワケは，乳化剤と同じように親水性と疎水性をもつ物質が，気泡のまわりをおおうからである。このような性質をもつ物質を気泡剤といい，バターではタンパク質がこの役目を果たしている。乳化剤，気泡剤はまとめて界面活性剤とよばれる。≫

「小麦粉製品にサクサク感を与える ―ショートニング性」

　固形脂が入ると，クッキーやビスケットのような小麦粉製品はサクサクした歯ごたえになる。このようなサクサクした食感を**ショートネス**といい，製品にショートネスを与える油の性質を**ショートニング性**という。

≪小麦粉に水を加えてこねると，小麦のタンパク質が吸水して粘りのあるグルテンができる。調理にはグルテンの粘りを出す方がよいものも逆のものもある。グルテンの制御は小麦粉調理のポイントといわれるほどである。クッキーの場合には，グルテンができると硬いクッキーになり好ましくない。固形脂は小麦粉と水が混ざるのを妨げてグルテン形成を防ぎ，結果としてサクサクした食感のクッキーとする。≫

4 マイクロ波を吸収しにくい

　家庭用電子レンジが日本で初めて発売されたのは，1965（昭和40）年だから，まだ約50年程度しか経っていない。しかし今ではほとんどの家庭で使われている。食品が短時間に温まり便利だからである。

　電子レンジは加熱の仕組みが従来のガスや電気での加熱とは全く違う。その加熱の仕組みについて簡単に述べよう。

「電子レンジで使われるのはマイクロ波」

　図3-9は，電磁波を**周波数**（1秒間に振動する回数のことでHzと書いてヘルツと読む）の低いものから高いものまで示したものである。私たちのまわりにはこんなにも数多くの電磁波がある。電子レンジにはこの中のマイクロ波が使われている。使われるマイクロ波の周波数は24億5,000万ヘルツである。つまり，1秒間に24億5,000万回も振動するのである。

　電子レンジの中にマグネトロンという装置があり，スイッチオンにすると，ここからマイクロ波が発振される。発振されたマイクロ波のエネルギーは主に食品中の水に吸収されて熱エネルギーに変わる。マイクロ波を吸収しなければ温まらないが，油はマイクロ波を吸収しにくいのである。

　電子レンジの中の壁は金属でできている。金属はマイクロ波を吸収せずに反射する。そのため電子レンジ自体は熱くならず食品だけが温められる。

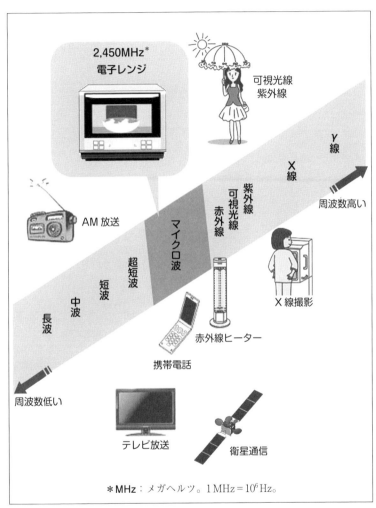

図3-9 電磁波の種類と用途

「水はマイクロ波を吸収しやすくすぐ温まる
―油はマイクロ波を吸収しにくい」

　電子レンジですぐ温まるかどうかはマイクロ波を吸収しやすいかどうかにかかっている。

　吸収しやすさの目安の1つは**誘電損失係数**とよばれる数字で表される。この値は、マイクロ波が1回通過した時の吸収しやすさを表す数字である。数字が大きいほどマイクロ波を吸収しやすい、つまり温まりやすいことを意味する。

　表3-2をみてみよう。

表3-2　誘電損失係数

空　気	0
水	5～15
氷	0.003
油脂，乾燥食品	0.2～0.5
紙，塩化ビニール，木材	0.1～0.5
ガラス	0.05
ポリエチレン，磁器	0.001～0.005
陶　器	0.085

(2,450 MHzで測定されたもの)

(西澤潤一監修：電子レンジ料理のコツ，p.20，学習研究社，1996)

　数字がもっとも大きいのは水である。食器の材料となる陶器や磁器、そしてポリ袋の材料であるポリエチレンの値は水に比べて極端に小さい。

　油の値も水に比べてとても小さい。油はマイクロ波をほとんど吸収しないから、マイクロ波が通過してもあまり温まらない。

≪油とは関係ないが,冷凍食品を解凍した時,氷のままの部分のすぐ横に温まっている部分があったことはないだろうか。氷の誘電損失係数は非常に小さく,マイクロ波を吸収しない。食品中の氷が部分的に融けて水になると,その部分だけ集中的にマイクロ波を吸収し,熱くなるのである。≫

「食品の中には油と水がまざっている
―温まった水から油へ熱が伝わる」

　実際の食品を考えてみよう。食品の中には,油,水,その他の成分が入っているが,本書の対象である油について考えるとマイクロ波はあっという間に,油の中を通過してしまい,近くにある水に吸収される。

　1回で全部吸収されるわけではない。吸収されずに食品の中を通過してしまったマイクロ波は,電子レンジの壁にぶつかって,はね返ってくる。そして全部吸収されるまで何回でも食品の中を通過する。そのため油の量が多ければ多いほど,マイクロ波は何回も何回も食品の中を通過することになる。マイクロ波を吸収しやすい水の温度は速く上がり,その熱が油に移ってきて油も温まることになる。この問題については,実際に実験して試した結果を第5章の2（p.136）で述べる。

　いずれにせよ,電子レンジ加熱における油の挙動が水と大きく異なることは,油の調理上の性質を考えるうえで見逃せない問題である。

●引用文献●
1) 日本油化学会編：油化学便覧，p258，丸善，2001
2) 同上，p.264
3) 安田耕作ほか：新版油脂製品の知識，p.33，幸書房，1993
4) 太田静行：食用油脂，p.162，学建書院，1974

●参考図書●
・香西みどり：調理がわかる　物理・化学の基礎知識-調理科学の理解を深める-，光生館，2010
・香西みどり：水と調理のいろいろ-調理で水の特性を感じる-，光生館，2013
・日本調理科学会編：料理のなんでも小事典，講談社，2008

第4章
調理からみる油の役割

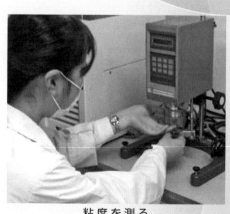

粘度を測る

1 食卓の人気者　マヨネーズ

1. 油は小さな粒になっている

　濃厚でまろやか，しかもさわやかな風味のマヨネーズ。チューブからしぼり出すと簡単に流れ落ち，口絵写真2に示したように，形を保つ。硬いものはくっきりした星形にもなる。

(1) 油の量が多いのに油っこくない

　マヨネーズの材料とつくり方を簡単に示す。卵黄，酢，食塩などの調味料，香辛料を混ぜた液にサラダ油を少しずつ滴下しながら激しく撹拌する。初めはシャブシャブしているが，そのうちに少しずつトロミがついてくる。

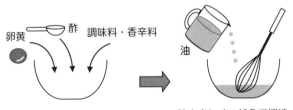

油を少しずつ加えて撹拌

　油の量は全体の65〜75％程度で，全材料中もっとも多い。しかし油っこくない。このワケはマヨネーズが水中油滴型エマルション（O/W型）になっているためである。小さな粒となった油のまわりを取り囲んでいる連続相（卵黄・酢・調味料など）が舌に触れるため，油の存在を感じにくいのである。

「卵黄が優れた乳化剤として働く」

マヨネーズの中で乳化剤として働いているのは卵黄である。卵黄は約50％弱の水分，約17％のタンパク質，約33％の脂質からなり，脂質の大部分はタンパク質と結合してリポタンパク質となっている（リポは脂質を表す接頭語）。リポタンパク質の中でもっとも多いのは卵黄固形分の約70％を占める低密度リポタンパク質（low density lipoprotein, LDL）であり，LDLが主な乳化剤として働いている。

≪LDLの85〜89％は脂質で，13％程度のタンパク質を含み，球状ミセルとなっている。中心に単純脂質があり，その周囲をタンパク質とリン脂質（主にレシチン）が囲み，さらにそれをタンパク質がおおっている。≫

「市販マヨネーズには全卵型と卵黄型とがある」

市販のマヨネーズには，全卵を使っているものと卵黄を使ったものとがある。七訂食品成分表によれば，全卵型および卵黄型マヨネーズの脂質含量は，それぞれ，75.3および72.3％である。全卵型は卵黄型に比べてややあっさりした風味である。

卵白の90％近くは水分であり，固形分のほとんどがタンパク質である。脂質はほとんど存在せず，乳化力は弱い。家庭でマヨネーズを作る場合には卵黄を用いる方が失敗しにくい。

≪卵白はすぐれた泡立ち性をもっており，撹拌によって大きく泡立つ。この性質はメレンゲやケーキを作るのに役立っている。砂糖を入れると泡の粘度が高くなり泡が安定するが，泡を立てる前に砂糖を加えると泡立ちが悪いので，ある程度泡立てた後に入れるとよい。≫

(2) 調理に便利―流れる性質

チューブに入っているマヨネーズをそっと押してみる。マヨネーズは落ちない。ギュッと押すとスルスルと流れ落ちる。

そっと押すと…

落ちない

ギュッと押すと…

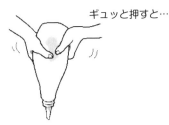

スルスルと流れ落ちる

つまり，マヨネーズは一定以上の**力を加えると流動し，それ以下の力では形を保つ性質**をもっている。このような流動の形式を**塑性流動**といい，流動させるのに必要な最小の力を**降伏値**とよぶ。バターやマーガリンのような固形脂も同じような性質をもっていることを先に述べた（p.71）。

口絵写真2はマヨネーズ様の水中油滴型エマルションを星形の絞り口から絞り出したものである。2aは軟らかく絞り口の形がほとんど見えなくなっている。一方，2cは硬いので絞り口の星形がくっきりと残っている。aは降伏値が小さく，cは降伏値が大きいことを示している。

塑性流動は調理に大変便利である。例えば，野菜サラダを作る時。切った野菜の上にマヨネーズを加えて混ぜ合わせると，マヨネーズは軟らかく流れるようになり，野菜の間に行き渡る。混ぜ合わせる力を止めるとマヨネーズは流れなくなり，野菜にまとわりつく。これが逆だったら大変ですね。

「単純には比較できないマヨネーズの粘度」

　調理に便利なマヨネーズのこの性質，つまり流動する時の粘度や降伏値が調理条件によりどのように変化するか。これは調理科学にとって興味ある問題である。

　粘度を測るためには，マヨネーズにかき混ぜるような力をかけて流れをつくる必要がある。しかし，流れの速度によって，同じマヨネーズでも全く違う粘度となる。そこで「これこれの速度でかき混ぜた場合」との注釈つきの粘度で表すことがある。この場合，真の粘度とはとてもいえないので**みかけの粘度**とし，流れの速度を明記する。しかし，これはマヨネーズという塑性流動を示す物質の全体像を表すものではなく，ある条件下での粘性を示すに過ぎない。

　そこで，マヨネーズのような塑性流動の全体的な性質を表すために，ちょっと工夫がいるのである。サラダ油のような純粋な油と比較しながら説明しよう。

≪簡単な式が出てきます。細かいことに興味のない読者はここから先を飛ばしても差し支えありません。≫

「油とマヨネーズの流動性の違いと粘度の表し方」

　まず，油の挙動をみてみよう。油をかきまわすと，その流れを妨げようとする力が生じる。これを**粘性**という。2倍の速さでかき混ぜれば，油は2倍の力で抵抗する。かきまわす速度を流れの速度とすると，この関係は次の式で表される。

$$\{力\} = k \times \{流れの速度\}$$

　これを**ニュートンの粘性法則**という。kは粘性率である。

前ページの関係式を図示したのが、図4-1 AおよびBである。横軸は図A、Bともに流れの速度（ずり速度）を示している。図Aの縦軸は流れに抵抗する力（ずり応力）であり、図Bの縦軸はずり応力をずり速度で割った粘性率（k）を示す。図Aの傾きが大きいほど粘性率は高い。また、図Bにみられるように粘性率は流れの速度に関係なく一定である。

　このような性質を**ニュートン流動**といい、この性質をもつ物質を**ニュートン流体**という。油、水、砂糖や塩などの水溶液、水あめなどは、ニュートン流体である。

　よって、これらの粘度を比較する場合には、どのような速度で撹拌したかを断る必要はない。単に**粘性率**といえばよい。

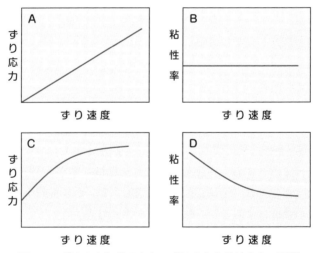

図4-1　ずり速度とずり応力＆ずり速度と粘性率との関係

図4-1 CおよびDは，マヨネーズのような塑性流動を示す図であり，横軸，縦軸ともに図AおよびBと同じである。しかし一見して，図AおよびBとは大きく違っており，油とマヨネーズでは性質が違うことがわかる。

　まず図Cをみてみよう。横軸（ずり速度）がゼロの時の縦軸の値（ずり応力）がゼロではない。縦軸のこの値を**降伏値**といい，**これ以上の力を加えると動き出す力**を示す。

　また図Cにおけるずり応力は，ずり速度の増加に伴って増加して行くものの，途中で増え方がゆるやかになっている。つまり一度流れ出すと加える力をすごく大きくしなくても流れる速度は大きくなっていくということである。

　図Dの縦軸はずり速度に対応した粘性率の変化を示している。図Bとは違い，ずり速度が大きくなるにつれて粘性率は急激に低下していることがわかる。このようにずり速度によって粘性率が変わるものについては，ニュートン流体のように単に粘性率で表すことはできない。

　しかし，ずり速度とずり応力との関係を両対数目盛で表すと両者の関係は直線に近似できる。そこで，塑性流動は下記の指数方程式で表される。

$$S - S_0 = KD^n$$

S：ずり応力（Pa），S_0：は降伏値（Pa），K：粘性係数（Pa・s），D：ずり速度（s^{-1}），n：流動性指数

　粘性係数Kは，ずり速度が1の時の粘性率を示す。また，nはずり速度に対する粘度の依存性を示す。nが小さいほどずり速度に伴う粘度低下が著しいことになる。

「かき混ぜるとなぜ粘度が下がるのだろう？」

このような塑性流動を示すものは生活の中にかなりある。

それらに共通するのは，小さな粒子が液体の中に分散していることである。力が加えられない時は，図4-2の左の図のような構造ができている。押したり，かき混ぜたり，振ったりすると，この構造が壊れて，右の図のように粒子がバラバラになり，流れやすくなるのである。

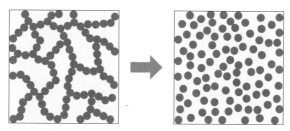

図4-2　かき混ぜると粒子はバラバラになる

=====ペンキ，涙，練り歯磨き，化粧クリームも同じ=====

塑性流動を示すものは食品以外にもたくさんある。例えばペンキ。ハケでさっと塗ると，流れるようになって薄く塗れる。ハケを離すとそのまま固まる。（これが逆だったら壁に塗ることはできない。）

涙は目の上を薄くおおっている。まばたきをすると，涙の粘性が下がって流れ落ちる。

ほかにも目を向けてみよう。同じような性質を示すものはまだまだたくさんある。これらに共通しているのは，流れている時は小さな粒子がバラバラに散らばっており，止まっているとお互いに接触してさまざまな構造をつくることである。

2. 大きく影響 —調理の条件

最近では便利な調理器具がそろっていて，スイッチオンすれば，簡単にマヨネーズができる。しかし，ボールと泡立て器しかなくても，基本を押さえていればできる。

ここでは，マヨネーズの粘度（この場合は，硬さと相関しているので，硬さと思ってよい）に影響する調理条件について述べる。

(1) 油の粒が小さく，油の割合が多い方が硬い

図4-3に示すように，同じ材料配合でつくっても油の粒が大きいと軟らかいマヨネーズになる。

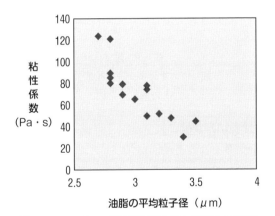

図4-3 マヨネーズの平均粒子径と粘度との関係
（大橋きょう子，島田淳子：日本調理科学会誌，35, 132, 2002より作成）

「油滴には大きいものや小さいものがある」

図4-4は，マヨネーズの中に分散している油の粒子の直径をレーザー回折式粒度分布測定装置で測ったものである[1]。横軸が粒子の直径で，縦軸は粒子数の割合である。粒子には大きいものも小さいものもあることがわかる。油の量が一定の場合，粒子径が小さく粒度分布の幅が小さい方がマヨネーズは安定である。また，平均粒子径が小さい方が油っぽくない。

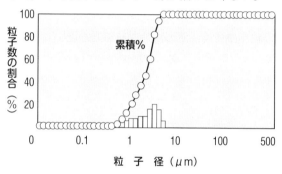

図4-4 マヨネーズの粒度分布

（大橋きょう子，島田淳子：日本食品科学工学会誌，**52**，226，2005より作成）

「油の割合が多い方が硬い」

油の割合が多くなると油滴がぎっしり詰まってくる。同じ大きさの粒子が球形として存在できる最大量詰まった状態を**最密充填**といい，その時の粒子の体積の合計は約74％である。しかし，マヨネーズの中には油脂含量が80％程度のものもある。これは球形粒子のすき間に油の小さな粒子が入り込むためである。油脂の一部は完全な球形ではなくなるが，すき間が埋まり，マヨネーズは硬くなるのである。

(2) 撹拌時間と撹拌速度

　材料をミキサーなどで撹拌する，つまりかき混ぜると，油脂は引き裂かれて小さな粒子となる。撹拌中に粒子と粒子が合体して1つの粒子になることもあるが，引き裂かれる方が断然多いから，細かく散らばって小さな粒子となるのである。

　粒子径は，撹拌のスピードが大きいほど，また撹拌時間が長いほど小さくなる。

「油の滴下はゆっくりと少しずつ，撹拌はスピードを出して」

　手作業でもマヨネーズは作れる。前述したように油以外の材料をボールに入れ，油を少しずつ入れながら撹拌すればよい。ポイントは油を少しずつゆっくりと入れること。入れた途端に激しくかき混ぜることである。油が半分以上入ったあたりからマヨネーズらしく粘ってくるはずである。

　しかし，撹拌の途中から，油を入れてもシャブシャブした状態になることがある。これは失敗である。油の粒がサッと合わさって，粒ではなくなって連続相になってしまったのである。つまり，**転相**したのである。

　≪エマルションの転相とは，文字どおり，相が変わることをいう。水中油滴（O/W）型エマルションを例にとれば，分散相であった油が連続相に変わりW/Oになることである。≫

　≪作っている途中に転相してしまった時には，それ以上いくらかき混ぜてもO/W型エマルションにはならない。こういう時は，食酢と卵黄を新たに用意し，分離して連続相が油になってしまった部分を少しずつ滴下して速く撹拌すればよい。≫

(3) 調味料や香辛料も影響する

マヨネーズに加えられる調味料や香辛料の中で，乳化状態にもっとも影響するのは食塩である。図4-5に示すように，食塩の量が増えるに従って粘度はほぼ直線的に高くなっていく。つまり，硬くなっていく。

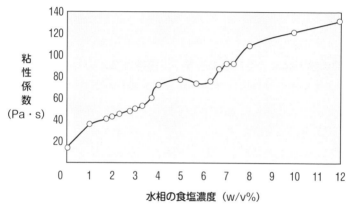

図4-5　食塩濃度とマヨネーズの粘度との関係
（大橋きょう子，島田淳子：日本家政学会誌，55，297，2004より作成）

≪乳化剤であるリポタンパク質（LDL）の多くは，卵黄を遠心分離した時の上澄み（プラズマ）に存在するが，沈殿する部分である微小な球体（顆粒）にも含まれている。食塩添加によりマヨネーズの粘度が高くなるのは，沈殿部分の顆粒が壊れてバラバラになるためといわれている。≫

「他の調味料や香辛料の影響」

カラシも少しではあるが乳化状態をよくし，コショウ，砂糖などは乳化状態への影響がないことがわかっている。

3. カロリーカットの正体は？

マヨネーズには油がたくさん含まれ，カロリーが高い。そこで，カロリーカットとかハーフなどと書かれたものがある。

単に油の割合を減らしたらどうなるだろうか。この疑問に答えるのが図4-6である。

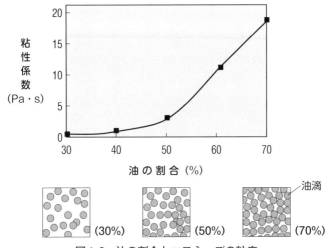

図4-6 油の割合とマヨネーズの粘度
（昭和女子大学 大橋きょう子教授 提供）

図のもっとも右にある「油の量70％」が普通のマヨネーズと思えばよい。油の割合を減らすとマヨネーズの粘度は急激に低下する。油脂含量50％以下ではシャブシャブしたフレンチドレッシングのような状態である。つまり，油が少ないと，一般の材料だけではマヨネーズの粘度は出ないのである。

「油の割合は減らして，マヨネーズと同じような粘度のものをつくるにはどうしたらよいだろう？」

　賢い読者はもうおわかりであろう。油の割合が30％や50％の場合には，連続相，つまり食酢や卵黄の部分の粘度を上げればよい。

　カロリーを減らした商品は，連続相に**粘性のある材料**を加えているのである。

　どんなものが使われているのだろうか。これを知るには商品の表示を調べればよい。「原材料名」を見ると，中に**増粘多糖類**とか，**増粘剤**（増粘多糖類，加工でん粉）と書いてある。これらが連続相の粘度を高めているのである。

> ≪多糖類とは糖がたくさん結合したもの。デンプンも多糖類の一種である。結合の仕方によって消化されにくい多糖類があり，これらがカロリーカットに使われている。≫

「増粘剤として何が使われているのだろう？」

　これを知るためには，**JAS規格**を調べればよい。JAS規格の正式名称は前述したように**日本農林規格**であり，インターネットで簡単に調べられる。

　どんなキーワードで検索してもよいが，例えば「マヨネーズ」と「JAS規格」のキーワードで検索してみると，「ドレッシングの日本農林規格」（最終改正平成20年）が出てくる。

　「増粘剤」ということばはないが，**糊料**と**加工でん粉**があり，これらが増粘剤として効果をもっているのである。

　糊料として認められているのは表4-1に示す5種類である。

表4-1　JAS規格により認められている糊料

カラギナン	海藻から抽出した多糖類
キサンタンガム	微生物が生産する発酵多糖類
グァーガム	マメ科植物「グァー」の種子から得られる多糖類
タマリンドシードガム	マメ科植物「タマリンド」の種子から得られる多糖類　タマリンドガムともいう
ペクチン	果実，野菜，穀物などの細胞壁構成成分

加工でん粉は，デンプンに化学的，物理的あるいは酵素的処理を行ったものである。

なぜ加工するのだろうか。デンプンを加熱すると糊化して粘りが出る。しかしデンプンは保存により老化して，ボソボソになる。そこで，デンプン分子の構造を変えて，マヨネーズを冷蔵庫に入れておいても老化しないようにするのである。

「マヨネーズと書いたら違法である」

こうしてできたマヨネーズそっくりの商品を私たちは何気なく「カロリーが少ないマヨネーズ」とよんでいる。しかし，JAS規格の定義によれば，増粘剤を加えたものや油脂含量が65％未満のものはマヨネーズといえない。そのため，商品にマヨネーズと書いたら違法になる。

商品をもう一度みてみよう。どこにも「マヨネーズ」とは書いてない。しかし，容器の形やデザインなどからマヨネーズと思ってしまう。ことば以外の情報と過去の知識を照合して，脳が勝手に判断してしまうのである。脳っておもしろいですね。

2 油のお蔭でおいしさ抜群　揚げ物

1．科学がいっぱい ―揚げ加熱

(1) 揚げ物のおいしさと種類

たっぷりの油で揚げて，カラッと仕上がった揚げ物。

内部の食材は蒸したもののように軟らかい。表面と内部のコントラストと，油によって生じた独特の風味が揚げ物の魅力である。

「揚げ物の種類は3つに大別できる」

A **素揚げ**　食品に何もつけないでそのまま揚げる。
　例：フライドポテト，なすやカボチャの素揚げなど

B **から揚げ**　片栗粉や小麦粉のような粉，すなわち乾物をまぶしつけて揚げる。**例**：鶏のから揚げ，肉団子など

C **衣揚げ**　水分を含み，粘性のある衣を食品の表面につけて揚げる。**例**：天ぷら，フライ，フリッターなど

「苦い野草やざらついた若葉もおいしく」

季節感を尊ぶのが日本の食文化。野草や，若葉などを食べて春の訪れを喜ぶ。しかし，フキノトウをはじめとする野草には苦いものが多い。さらに，表面がざらついているものもある。

揚げ物は，食材の苦味やザラツキなどの欠点をかくし，豪華なおいしさに変える調理法でもある。

「店で買う豚カツやコロッケは表面が乾いた感じがする」

　家庭で揚げた場合には，カラッと揚げても表面に油らしいしっとり感があるが，店で買ったものは表面が乾いた感じになっている。

　この理由は，油にある。家庭では液体油が使われるが，店ではラードなどの固形脂を使う。固形脂は温度が下がるに従って凝固して固形になるので，表面が乾いた感じになるのである。ドーナツなどの揚げ菓子も同様である。油の匂いも違うので，お気づきの方も多いのではないだろうか。

「洋の東西でこんなに違う―パン粉」

　パン粉で揚げた料理といえば，西洋料理と思うであろう。しかし今，日本で売っているパン粉揚げは，西洋のそれとはかなり違う（口絵写真5）。

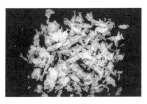 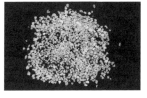

　　　日　本　　　　　　　スイス
図4-7　パン粉にもお国柄がある

　西洋のパン粉は細かく，材料のまわりを薄くおおってカリッとした歯ごたえになる。一方，日本のパン粉は粒も大きく水分が多くて軟らかく，揚げると日本人好みのサクサクしたテクスチャーになる[2]。

(2) 揚げている間に起こる大きな変化

　油を鍋に入れて火にかける。加熱中の油を眺めていると，ゆっくりと動いていることがわかる。鍋底に近い油の温度が上がり，それに伴って軽くなり，対流が起こっているのである。

　揚げ材料を入れる。入れた途端にシャーッと派手な音がして材料の表面からたくさんの泡が盛んに出てくる。泡は出ては消え，また出ては消え，そのうち徐々におさまってくる。食品の表面が少し色づき硬くなり，揚げ物らしいおいしそうな風味が出てくる。油から取り出し，ペーパーなどにのせて表面の油を除く（油をきると表現する）。

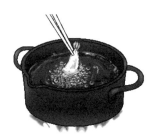

「なぜ激しく泡立つのだろう？」

　揚げ物をする時の油の温度は170〜180℃程度である。揚げ材料を油の中に入れると，揚げ材料の表面付近の水は高温の油で加熱されてすぐに沸騰し，急激な**気化膨張**が起こる。

　どれくらい膨張するだろうか。常圧で100℃の時に水が同じ温度の水蒸気になると，**体積は約1,700倍**になる。

　水蒸気の一部は空中へ放出されるが，一部は油の中に放出され，細かい気泡となる。軽くて勢いのある水蒸気は，粘性のある油を押しのけて，次々に空気中に逃げていく。これが，揚げ物をする時の激しい泡立ちである。

「揚げ材料を油に入れるとなぜ音がするのだろう？」

　揚げ物をする時の音は，揚げ材料を油に入れた時に大きく，泡立ちがおさまるとなくなってくるから泡立ちと関係がある。調理中の泡立ちと発生音については，カラメルソース調製時を例にした香西の説[3]がある。この説を参考に述べる。油中の気泡内の圧力は急激に高まりエネルギーが高い状態になるが，泡が膨張して壊れると圧力が下がる。この時に放出されるエネルギーが空気を振動させて音が出る。また，水蒸気が粘度の高い油の抵抗を打ち破って外に出る時の破裂音のようなものも揚げ加熱に特有の音となっていると考えられる。

　≪音として聞こえる空気の振動を**音波**という。音波は空気などのような振動を伝えるもの（媒質）を通じて移動する。人間が音として感じる音波の周波数は20～20,000 Hz（ヘルツ）程度である。Hzは振動数の単位で，1秒間の振動数を示す。電磁波（p.73）が真空中でも伝わるのに対し，音波は媒質がないと伝わらない。≫

「水分が蒸発した跡には油が入り込む」

　水分の蒸発は急激に起こるので，その跡には空洞ができ，そこに揚げ油が入り込む。いうならば，揚げ操作により油と水の交代が起きる。交代がしっかりできた揚げ物はカラッとしておいしい。しかし，脱水が起こるのは，揚げ物の表面付近だけである。このため表面と中の部分が違うおいしさになるのである。

　≪交代が不十分な揚げ物を，「ベチャッとしている」，「油っぽい」，「油じみている」などと表現する。一方，よく揚がった揚げ物の表現には「油」という字が出てこない。油には気の毒だ。≫

「加熱をやめてもまだまだ油は食品に入っていく」

　加熱が終わって，食品を油から取り出す。取り出した後も表面の油は中に入っていく。

　小麦粉と水でつくったモデル天ぷら衣を用いた研究[4]を紹介しよう。衣の水分含量70％の例を図4-8に示す。揚げ時間とともに吸収される油は増えていくが，揚げ油から取り出した後にも急激な吸油量の増加がみられる。水分含量の異なるモデル食品でも同様の傾向がみられている。

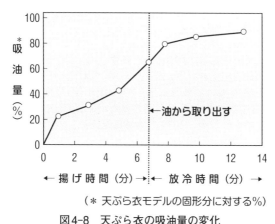

（＊天ぷら衣モデルの固形分に対する％）
図4-8　天ぷら衣の吸油量の変化
（鈴木　徹：オレオサイエンス，**9**，43，2009より作成）

　これは揚げ加熱中に水が蒸発してできた空洞部分にまだ温度の高い水蒸気が存在しているからである。加熱が終了して食品の温度が下がると，水蒸気の温度も下がり体積が減少する。その結果，空洞内の圧力も下がる（陰圧になる）ため，食品表面付近にある油が内部に吸い込まれるのである。

(3) 化学反応でおいしさアップ

　新鮮な油は無味無臭であるが，揚げ物に使うと色がやや濃くなり風味も出てくる。野菜類は新しい油より魚介類を揚げた油で揚げた方がおいしくできる[5]ともいわれる。

　揚げ物をしている間にさまざまな化学反応が起き，揚げ物のおいしさに役立っているのである。代表的な反応は**アミノカルボニル反応**である。この反応はみそやケーキなど茶色っぽい色や好ましい香りをもつ数多くの食品の調理加工中や貯蔵中に生じるとても複雑な反応である。

≪食品の中には遊離のアミノ酸や遊離の糖を含むものがある。アミノ酸の中のアミノ基と糖や油の中のカルボニル基が反応するのでアミノカルボニル反応という。反応生成物が茶色っぽいので褐変反応ともいう。
　　肉や魚介類などは，メラニン，ヘム色素，カロテノイド，胆汁色素などの色素成分を含むので，油が着色しやすい。≫

≪油によって生じる食べ物のおいしさに関しては近年興味深い研究が進んでいる。「アラキドン酸による食品のおいしさ向上効果」[6]によれば，アラキドン酸（表3-1）は，炒飯，野菜スープ，コロッケなどの「味の強度」を強め，「おいしさ増強効果」を示した。このような効果は，アラキドン酸，リノレン酸，ドコサヘキサエン酸，エイコサペンタエン酸（表3-1）などの不飽和脂肪酸の酸化生成物の水抽出物によって認められた。アラキドン酸酸化生成物はグルタミン酸ナトリウムのうま味増強効果を有することを官能評価で認め，酸化生成物中もっとも多いn-ヘキサナールがグルタミン酸ナトリウムに対する味覚感受性を増強させることをマウスによる実験で確認している。
　　n-ヘキサナールは青臭い臭いのために食品をまずくするといわれていたが，微量の存在では逆においしさ向上効果が期待されているのである。≫

「揚げ材料の成分の違いが油の色や風味に影響」

揚げ加熱中にアミノカルボニル反応が生じれば，揚げ油には色がつくはずである。そこで，デンプン，タンパク質（卵白）およびこれらにそれぞれアミノ酸（グリシン）または糖（ブドウ糖）を加えて加熱したゲルを用いて揚げ加熱を行い，揚げ油の着色度を測定した（図4-9）[7]。ΔE は，揚げ材料なしで加熱した油との色の差を表しており，値が大きいほど色が濃いことを示す。

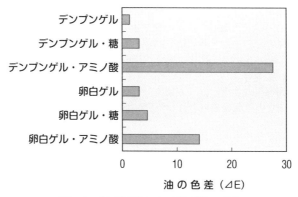

図4-9 揚げ材料による揚げ油の着色
（島田淳子：家政学雑誌，21，364，1970より作成）

アミノ酸を含んだ試料で揚げた油は著しく着色し，風味も増した。アミノ酸が油のカルボニル化合物と反応したと考えられる。一方，糖を加えた試料で揚げた油には甘い感じの匂いがついたが，油の色はあまり変化しなかった。油の中には糖が反応する相手であるアミノ基がないからである。

「揚げ油の中のカルボニル化合物が反応に使われる」

前頁の結果より、揚げ材料中のアミノ酸は揚げ油中のカルボニル化合物と反応したことが示唆された。そこで、揚げ加熱後の油の揮発性成分を測定した（図4-10）。点線で示したピークは卵白ゲルを揚げた油、つまりアミノ酸が入らなかった油に生じた揮発性成分を示す。実線で示したピークはアミノ酸入りの卵白を揚げた油の揮発性成分を示している。

ピークが大きいものは量が多いことを示している。もっとも多いのはn－ヘキサナールであった。どのピークもアミノ酸入りの揚げ材料で揚げた方がピークは小さくなっている。

揚げ油の中のカルボニル化合物が揚げ材料中のアミノ酸と反応したために油中のカルボニル化合物の量が減ったのである。

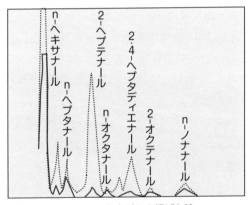

　　……… 卵白ゲルを揚げた油
　　―― 卵白ゲル・アミノ酸を揚げた油
図4-10　揚げ材料と揚げ油の揮発成分
（島田淳子：家政学雑誌, 21, 364, 1970より作成）

(4) 揚げ加熱のポイント

　おいしい揚げ物は，外側はよく脱水してカラリとし，中の方はほどよい軟らかさになっている。

「温度と揚げ時間の考え方」

　加熱による脱水は温度が高いほど，また揚げ時間が長いほど，大きい。よって，食品が適度の状態になる時間を考慮して，揚げ温度と時間を決める。加熱終了時の温度は高めにして油ぎれをよくする。

「揚げ材料の性質を知る」

　① **魚介類や肉類など**　　タンパク質性食品は，一般に加熱により硬くなる。特にイカやエビなどは，全体が収縮して硬くなるので180〜190℃の高温で短時間揚げるのがよい。

　食肉については，風味や硬さの点からは内部温度が60〜70℃程度がよい。しかし，食品中毒予防の観点からは十分な加熱が必要であり，細菌性食中毒については食品の中心部温度が75℃で1分以上加熱されることが必要とされている。また，ノロウイルスの恐れのあるものについては，85〜90℃で90秒以上の加熱が必要とされている。

　この温度まで加熱すると肉はどのような状態になるだろうか。インターネットで「食中毒を防ぐ加熱」（食品安全委員会）をみると，実際の調理の加熱後の状態と内部温度との関係を示す写真（委員・畑江敬子氏提供）が数多く掲載されている。閲覧をお勧めしたい。

② **イモ類**　主成分はデンプンであり，デンプンは水と一緒に加熱すると軟らかくなり粘りがでてくる。この変化を**糊化**という。糊化にはデンプンの30％以上の水が必要で，糊化は60℃ぐらいから始まり70℃以上で完了する。

ジャガイモとサツマイモのデンプン含量はともに20％前後，水分はジャガイモでは約80％，サツマイモでは70％弱なので，イモに含まれる水分だけで十分に糊化できる。

加熱条件としては，デンプンが十分に糊化する前に水分が蒸発してしまわないように，160～170℃と低めの温度で揚げる。特にサツマイモは，デンプンを分解して麦芽糖に変える酵素（β-アミラーゼ）を含むので，さらに低めの温度で揚げると甘味が強くなる。

ポテトチップスなどの素揚げでは，表面の色が茶色くなることがある。イモにはアミノ酸や糖が微量に存在しており，これらが反応して色がつくのである。イモを薄切りにした後に水につけてから，揚げるとよい。

③ **その他**　揚げ物にはさまざまな食品が使われる。それぞれの材料に適した温度と揚げ時間を設定する。

「加熱終了後の取り扱いも科学の目で」

加熱が終わった揚げ物の中の水分は均一ではない。表面は水分ゼロに近いが内部は多いので，水は内部から表面に向かって移動し，時間とともにカラリとしたテクスチャーが失われる。

揚げ加熱が終了したら，キッチンペーパーなどにのせて，表面の油を取り，なるべく早く食べるのがよい。

(5) まだまだある —調理科学の諸問題

「コロッケに亀裂が入るワケ」

　加熱により内部温度は徐々に上昇して内部圧が高まり，内部圧が外皮の強度より大きくなると亀裂が生じる。亀裂には加熱初期に外皮表面にできるピンホール状の小さな亀裂と加熱後半に起こる大きな亀裂（下図，口絵写真6）とがある。

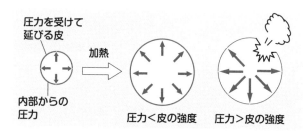

　長尾[8]は，亀裂発生の仕組みを他の加熱法にも適用できる理論式により明らかにし，亀裂防止も可能であることを実証している。これによれば，俵型コロッケの大きな亀裂は，曲率（曲がり方）の小さい縦方向に起こる（口絵写真6）。パウンドケーキなどの亀裂も同じような方向に入る。

> ≪**冷凍コロッケが破裂しやすいワケ**　冷凍コロッケの中の水は氷になっている。揚げ始めると氷は融けて水になり，100℃になると水蒸気の発生量が急激に増え，気化膨張により内部圧が急激に高まる。氷結晶が大きいと内部圧も大きく，破裂が起きやすい。氷結晶の大きさには，最大氷結晶生成帯である0〜-5℃程度の温度を通過する時間が影響する。冷凍する時にはこの温度帯を通過する時間を短くすることが大切である。≫

「冷凍品を揚げる ―内部温度は上がりにくい」

市販冷凍品を揚げた場合に外見は適度な焦げ色でも中は冷たいままのことがある。

大石ら[9]はこれを実証し（図4-11），最初は低温で揚げ，内部温度が0℃になった時点で，揚げ温度を上げることを推奨している。

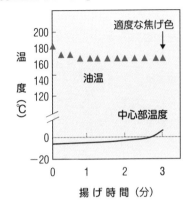

図4-11　冷凍ミートボールの温度変化
（Oishi *et al.*：日本調理科学会誌，**43**，184，2010より作成）

「カロリーカットでおいしく」

揚げ物の欠点は吸油量が多いことにある。そこで松本[10]はオーブン加熱で鶏のから揚げができることを報告している。加熱により筋肉や皮は収縮し，内部の脂肪が表面ににじみ出てきて，肉の表面をおおう。肉はこの油で揚げているような状態になり，表面部分にのみ激しい脱水が起こるのである。

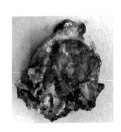 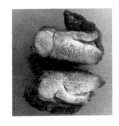

図4-12　オーブン加熱による鶏のから揚げ様食品
（大妻女子大学　松本美鈴教授 提供）

2. 世界に有名 —日本のTEMPURA

　寿司やさしみと並んで今や日本料理の代表となった天ぷら。世界のあちこちのレストランでTEMPURAが食べられている（口絵写真4）。

　天ぷらは粘性のある衣を食材にまといつかせて揚げたもので，食材として魚介類，野菜，山菜など，ほとんどの食品が使われる。衣の材料は，小麦粉，卵，水などである。野菜や山菜など植物性の食品を揚げたものを，魚介類の天ぷらと区別して**精進揚げ**ということもある。

　天ぷらの特徴はその衣にあり，油で揚げることによって生じる**カラリと軽い感じ**のテクスチャーと特徴ある風味が万人に好まれる。

　揚げ材料が新鮮であることも重要であるが，これは天ぷらに限らず他の料理についても同様である。

(1) それぞれ異なる天ぷら衣のテクスチャー

　カラリと軽い感じがよいとはいえ，実際に食べられている天ぷら衣のテクスチャーは多様である。

「お座敷てんぷら —衣の命は短くて」

　天ぷらのおいしさを売りにする高級天ぷら専門店がある。その形式は，「お座敷天ぷら」すなわちカウンター形式であり，客の目の前で1つずつ揚げてくれる。客は揚げたてを食べる。料理人はその様子を見ながら，次の材料を揚げてちょうどよい

タイミングで供する。

　天ぷら衣は，カラリと軽い感じより繊細で，**ハラリと軽い感じ**とでも表現したいテクスチャーをもち，カラリとしているが抵抗なく弱い力で崩れる。揚げたての衣のこの繊細なテクスチャーはすぐに失われる。「花の命は短くて」ならぬ「衣の命は短くて」である。

　家族全員分の材料を揚げてから，さあ一緒にいただきましょう，という家庭料理ではこの絶妙なテクスチャーは出せない。

「ガリッと揚がったスーパーの天ぷら」

　高級専門店と対象的なのが「スーパー」の天ぷらである。

　その衣は，「カラリと軽い感じ」というよりは「ガリッ」としていて硬い。衣に重曹を加えると，揚げ加熱中の脱水が激しく，ガリッという表現が似合うようになる。こちらは時間がたってもしんなりとならず，これはこれでおいしい。

「風味で勝負 ─ 天丼，タヌキうどんにタヌキそば」

　カラリと揚がったテクスチャーを失った天ぷら衣。それでもすたれることなく愛されているものがある。「天丼」や「タヌキうどん」・「タヌキそば」である。

　天丼には「カラリと軽いテクスチャー」などない。タヌキうどんやタヌキそばに使われる揚げ玉にいたっては，このようなテクスチャーどころか，中の材料もなく衣だけである。

　天ぷらのおいしさには，油で揚げることによって生じる衣の独特の風味やテクスチャーが関与しているのである。

(2) 衣作りのコツ ―科学でみればただ1つ

　天ぷらの衣づくりのコツはたくさんある。しかし，科学の目でみれば，ただ1つ。**グルテンの粘りを出さないこと**にある。

「天ぷら衣の材料とグルテン」

　天ぷら衣の材料は，小麦粉，水，卵であり，小麦粉100ｇに対して，水と卵（卵水という）が170～200ｇ程度。混ぜると粘りが出て材料にまといつくから「衣」である。

　粘りの素は，小麦の主要タンパク質が水を吸って網目状の粘弾性体となったもので，**グルテン**という。

「衣作りの要点」

① **小麦粉**　　タンパク質含量の少ない薄力粉を用いる。片栗粉を入れて衣のタンパク質の割合を減らしてもよい。

② **撹拌の程度**　　材料はざっくりと混ぜる。混ぜ過ぎるとグルテンの網目がよくできて，粘りが強くなるからである。生の粉が一部残る程度，つまりダマが残る程度に混ぜるとよい。

③ **撹拌時間**　　同じ理由で撹拌も短くさっと混ぜ終える。

④ **材料の温度**　　温度が低いとグルテン生成が抑えられる。よって，粉と卵水の温度は低い方がよい。小麦粉は常温のことが多いので，氷水を使うとよい。

≪著者が調査した有名天ぷら店では，「粉を一夏寝かせて枯らしてから使う」という。グルテンの活性を低下させるのである。プロのわざはこんなところにも生きている。≫

「衣の材料の温度は低ければ低いほどよいだろうか？」

こんな疑問を解いた実験がある。小麦粉と卵水の温度を変えて天ぷら衣をつくり，衣のみを揚げて，揚げ衣の油脂含量と水分含量を測っている（図4-13）。油脂含量が多く水分含量が少ないものが，カラリと揚がっていることを示す。

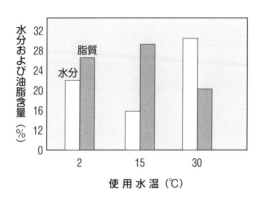

（注）揚げ衣は，薄力粉1：水1.5

図4-13　揚げ衣の水分および油脂含量
（比留間トシほか：家政学雑誌，22，159，1971より作成）

図より，15℃の衣がもっともカラリと揚がっていることがわかる。つまり，材料を冷やし過ぎてもカラリと揚がらないのである。この理由は，揚げている間の温度上昇に時間がかかり，グルテンの粘りが出たのである。

≪小麦粉を使った調理は，麺類，パン，菓子類，ギョーザやシュウマイなど，多種多様である。そのほとんどがグルテンの粘弾性を利用したもので，粘弾性の制御が調理のポイントとなっている。≫

3. 油は何回使えるだろう？

　揚げ物はおいしいが，揚げ油が残る。サッサと捨てるのはもったいないし，環境にもよくない。しかし，古くなった油は毒だという話も聞く。実際には何回くらい使えるのだろうか。この問題について，規則や研究例から考えてみよう。

(1) 揚げ加熱による油の劣化の目安 —酸価
　揚げ物をすると，油の分子にはさまざまな変化が起こるが，一般的な指標として規則で決められているのは酸価（Acid Value, AV）である。
　酸価は油の中の遊離の脂肪酸の量を示す値である。揚げ物をすると，油の分子の一部が分解して脂肪酸が遊離するため，油の劣化の目安として使われるのである。遊離の脂肪酸が1％程度あれば，AVはおよそ「2」程度となる。

> ≪p.51の油脂の分子式をもう一度みてみよう。油脂はグリセリンと脂肪酸が結合したもので，結合する時にグリセリンのHと脂肪酸のOHが合わさり，水（H_2O）が外れている。
> 揚げ物をすると，揚げ材料から水が出てくる。この水のHが油脂のグリセリン部分に，OHが脂肪酸部分に結合し，油脂から脂肪酸が遊離する。この反応を**加水分解**という。≫

　酸価の上限は表4-2に示すように，規則で決められている。もっとも厳しいのはそうざい用の油で，**酸価1以下**である。
　どの程度揚げ物をすると，酸価が「1」になるかは，研究結果をもとにp.110以降で説明する。

表4-2 規則で決められている揚げ油の劣化の指標

① 弁当及びそうざい	酸価1以下（ただし，ゴマ油は除く） 過酸化物価10以下
② 即席めん	酸価3以下　過酸化物価30以下
③ 揚げ菓子	酸価3以下　過酸化物価30以下
④ 油揚げ	酸価3以下

(出典：①弁当及びそうざいの衛生規範，②食品，添加物等の規格基準　③菓子指導要領，④地域食品認証基準作成準則)

「他にも目安がある」

油の揮発性成分や粘度の増加，着色，消えにくい泡（カニ泡）の発生なども劣化の目安になる。主な揮発性成分であるカルボニル化合物の量はカルボニル価（COV）によってわかる。

「常温で保存している間に起こる油の劣化は別物である」

油は常温に保存しておいても，光や酸素で劣化する。この反応を**自動酸化**といい，加熱による劣化とは違い，着色はないがペンキ臭のような匂いが特徴である。この劣化の目安として一般的に使われるのは，過酸化物価である。

過酸化物価（POV）は，油の中に存在する過酸化物の量を示すものである。過酸化物は油に酸素が結合したもので，文字どおり酸素が多い。しかし，加熱すると簡単に分解されるので，過酸化物価は揚げ加熱した油の劣化の目安にはならない。

≪市販の食用油には抗酸化機能をもつα-トコフェロール（ビタミンE）が含まれている。揚げ物をするとトコフェロールは減少するので，保存には十分な注意が必要である。≫

(2) 研究成果から揚げ油の使用限界を知ろう

　実際問題として、どの程度揚げ物をしたら「酸価1以上」になるだろうか。家庭レベルでの揚げ物を想定して行った研究から考えてみよう。

「日本調理科学会近畿支部 揚げる・炒める分科会の研究から」

　近畿支部では20数名の会員が10年以上にわたって「フライ油の使用限界に関する研究」[10〜15]を行った。

　一般の家庭では油の酸価を測れない。そこで人間が実際に食べて厳密に評価する**官能評価**で、揚げた後の油の風味を調べ、表4-3に示す基準をつくった。風味が3点まで下がったら、油はもう使えない、使用限界であるとまず決めた。

表4-3　官能評価における風味の分類

点　数	風　　　味
5	固有臭があっても淡白である（新鮮油）
4	青草様、豆様、戻り臭、かすかに油っぽい
3	油っぽい、油臭い、重い
2	変敗臭、非常に油っぽい
1	強い変敗臭、ペンキ臭、刺激臭

　次に新鮮な大豆油、つまり酸価は0.04で官能評価では5点の油を使って家庭レベルでの揚げ物をくり返し行い、何回揚げたら油が3点まで下がるか調べた。魚肉類や野菜を使って、素揚げ、衣揚げ、パン粉揚げなどを行っている。

　結果の一例を示すと、動物性食品では11〜12回程度揚げた

ところで、油は3点となった。ジャガイモでは3点まで下がるには16〜17回も揚げなければならなかった。3点になった油の酸価は0.17〜0.28程度であり、どの油の酸価も規則で使用限界と決められている「1」よりはるかに低かった。このほか数多くの揚げ物を行い、同じような結果を得ている。

結論として、家庭レベルの揚げ物で限界と感じられる油はまだまだ使える油であるといえる。

「家庭レベルでの揚げ物を想定した研究から」

このほかにも家庭レベルの揚げ物を想定した研究がある。表4-4に概略を示した。表の酸価（AV）は、著者らが加熱終了後に使用限界と判断した時の値である。実験条件はそれぞれ違うが、酸価は最大でも②の0.75であり、いずれの条件においても使用限界の値である「1」より低い。

表4-4 揚げ条件と酸価の関係

	揚 げ 条 件	加熱終了後のAV	
①	大豆油（AV 0.1）を4kg使用、冷凍コロッケ・フライドポテトを1回3分間、計42回揚げる	0.2〜0.35程度	
②	ナタネ油1kg使用、肉類・野菜類を1分半素揚げさし油をしつつ1日6回15日間繰り返す	動物性食品では0.75程度 植物性食品では0.5程度	
③	大豆油2kg使用、ドーナツ揚げ	0.25	
	サラダ油4kg使用、サンマ・鶏揚げ	0.39	
④	混合油（AV 0.38）2L使用、さつまいも（揚げ時間2分）・シシトウガラシ（1分）・冷凍エビ（1分）・鶏モモ肉（3分）をそれぞれ36回揚げる	さつまいも シシトウガラシ 冷凍エビ 鶏モモ	0.39 0.39 0.42 0.45

（引用文献[16〜19]より作成）

これらの研究成果をみても，家庭レベルでの油の劣化の程度は意外に低い。上手に使えば油を捨てないで使い切ることができそうである。現に企業では，厳重な温度管理，適切なさし油，揚げ加熱中の揚げカスの除去を行うことで，油を捨てることなく新鮮な揚げ製品を製造している。

　しかし，各家庭での調理条件，保存条件，揚げ加熱の頻度などは当然異なるから単純に断定はできない。

　油を長持ちさせる方法を含めた知識と注意事項を次に記す。

(3) 揚げ物におけるその他の知識と注意

***さし油の効果**　揚げ物をすると揚げ材料に油が吸収されて，揚げ油がかなり減少する。減少した分の油を足しながら揚げることを**さし油**という。さし油をしながら揚げ物を行うと，油の劣化を抑えられる。

***少ない油で揚げる**　廃油を少なくするために最初から少量の油で揚げた研究[20]もある。油の量400ｇで冷凍食品420ｇを3回に分けて，1週間に1度の割合で揚げた。4週間後の油は190ｇまで減少。この時の揚げ油の酸価は0.39であり，衛生規範(p.109)で決められている「酸価1」の半分以下であった。油が少ないと，揚げ材料を入れた時の油の温度が下がりやすい。火加減を強くするなど工夫して少ない油でおいしく揚げる工夫をするとよい。

***少し使った油で揚げた方がおいしい**　4回目の揚げ物がもっともおいしかったとの研究もある。本書p.97でも述べたように，少し使うと油に風味が出てくる場合が多い。

*揚げ油の温度管理に注意　油の温度が高いほど油の劣化は速い。高温になり過ぎると発火にもつながるので注意。
*揚げカスはこまめに取り除く　揚げている最中に出てくる揚げカスはこまめに取り除くこと。特に，から揚げではデンプンをつけすぎないこと，食品にしっかり付着させることが大切。揚げている間にデンプンがはがれて揚げ油の中で黒く焦げ，それがほかの揚げ材料に付着し，外観を大きく損なうからである。
*揚げ終わった後の油の始末は非常に大切　キッチンペーパーなどでろ過して揚げカスをきれいに除くことが必要。油こし容器の中には網の目がついているものもあるが，網の目は粗いので，網でこすだけでは不十分。
*揚げ油の保存中の劣化に注意　保存中の劣化は光・空気中の酸素が関与する。空気との接触面積が小さくなるように縦長の容器に入れ，冷暗所に保存することが大切。

以上の研究成果が，環境にもやさしくおいしい揚げ物づくりにお役に立てば幸いである。

―――どちらが正しい？　「パネラー」と「パネリスト」―――
官能評価のように複数の人が評価者として参加する検査では参加する人々の集団をパネル（panel）という。パネルの中の一人ひとりのことをパネリスト（panelist）という。討論会やシンポジウムで「パネラー」と表現しているのを見かけることがあるが，正しくはpanelistであり，パネラーは和製英語である。

3 少しの油でつややかに 炒め物

1. 強火・撹拌・短時間でおいしく

(1) 炒め物のおいしさと特徴

　少量の油で食材を撹拌しながら加熱する炒め物。炒め加熱によって生じる食品表面のつややかな美しさ（口絵写真7），独特の風味，なめらかなテクスチャーなどが総合されて，他の加熱法によるものとは異なるおいしさをもつ。

「油で決まる―西洋風や中国風」

　同じ炒め加熱をしても，バターで炒めると西洋料理らしい風味となる。一方，ラードを使うと中国料理らしい料理になる。
　バターやラード，それぞれの油から揮発してくる微量成分の違いが，その国らしさを生じるのである。ニンニク，ショウガ，コショウ，唐辛子などの香辛料や香味野菜も同じ役割をもつ。

「撹拌しながら加熱するのは炒め物だけ」

　煮物，ゆで物，蒸し物，揚げ物，焼き物などは撹拌しないで加熱するのが基本であり，動かすのは裏返したりする程度である。撹拌操作が基本の炒め物とは大きく異なる。
　油の量は食材が油を吸収しやすいかどうかにより異なり，中華鍋の場合には食材の5～10％程度である。フッ素樹脂加工したフライパンは食材にくっつきにくいので油は少なくてすむ。

「大きく違う —フライパンの温度と食品の温度」

　炒め加熱のフライパン温度は通常180〜200℃程度である。炒められる食品の表面温度は場所によって大きく異なる。最初に鍋底に接した部分はすぐに高温になり，水分は蒸発し，表面は硬化する。鍋底から離れている食品表面が接するのは空気であり，最初はほとんど常温に近い。撹拌は温度差を少なくする操作でもある。食品内部の温度は食品表面からの熱伝導によって徐々に上がっていく。しかし，図4-14に示したように，食品中に水分が残っている間は100℃以下のままである。

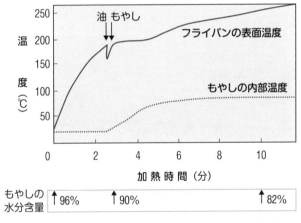

図4-14　もやしの炒め加熱中の温度と水分含量の変化
（昭和女子大学　大橋きょう子教授　提供）

　炒め加熱が進むにつれて食品から水分が出てくる。放出された水分は油の中に分散してエマルションのような状態になり，炒め物特有のなめらかなテクスチャーとなる。微量のタンパク質も溶出し，エマルションの形成に一役買っていると思われる。

「プロのわざ'あおり'には科学がある」

プロの調理人による中華炒め調理は豪快で,中華鍋を大きくゆすりながら強火で炒める。この操作は**あおり**といわれ,ともすればしんなりしがちな野菜もシャキシャキ感を残したまま短時間に仕上がる。

川崎ら[21]は,プロのこのわざを科学的に解明するために中国料理店の料理長を被験者にして実際の炒め調理を行い,アマチュアと比べて,高温の鍋でリズミカルに加熱することで,材料は短時間で加熱最適状態になり,このため細胞の形態も保たれることを明らかにしている(図4-15)。

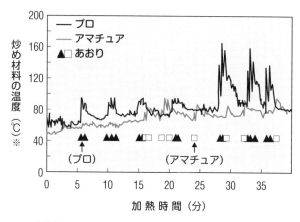

※赤外線サーモグラフィー動画像の自動色分解処理技術による

図4-15 あおり操作による炒め材料の温度変化
(川崎寛也ほか:日本調理科学会誌, **42**, 334, 2009より作成)

≪炒め加熱によって野菜の組織構造に起こる変化は本シリーズ 田村咲江著『野菜をミクロの目で見る』(p.130)参照≫

(2) 炒め加熱のポイント

高温で加熱することにより、食材の表面が変性と同時に水分の蒸発で硬くなり、中はほどよく火が通った状態にすればよい。

「食品の量は食品から放出される水分がすぐに蒸発する程度」

葉菜類は水分含量が多く、加熱によって急激に水分が放出される。量が多すぎたり火力が足りなかったりすると、鍋底に水が残ることがあるので要注意。一方、内部まで火が通りにくい食材の場合には、少量の水を入れて蓋をし、発生する水蒸気で食品を少し軟化させてから、蓋を取って強火で炒めればよい。

「フライパンに油を入れる時期 —加熱してから油を入れる」

フライパンを火にかけ、十分温まったら油を入れる。

なぜだろうか。 油の粘度は、図4-16に示すように、温度が高いほど低いので、油がサッとフライパンの上で広がるからである。

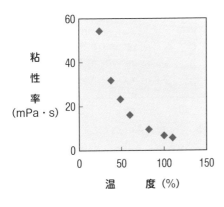

図4-16 大豆油の温度と粘度
(日本油化学会編:第四版油化学便覧—脂質・界面活性剤—, p.264, 丸善, 2001より作成)

「食品の下処理により各食品をベストの状態に」

　ニンジンやゴボウのような根菜類やイモ類は，軟らかくなるのに時間がかかる。時間がかかるものは，あらかじめ蒸すか，ゆでておくと，短時間で炒め物に特有のおいしさを出せる。

　食品の加熱されやすさには，食品の種類や大きさのみではなく形も影響する。図4-17は，同じ体積のジャガイモを99.5℃の水中で沸騰加熱した場合の中心温度をシミュレーションしたものである。同じ体積でも，表面積の大きさや中心部までの距離によって温度は大きく異なることがわかる。

　この図はゆで加熱を想定したものであるが，炒め加熱や他の加熱でも同じように材料の形の影響を考える必要がある。

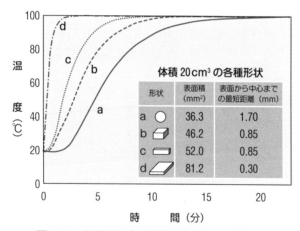

図4-17　加熱時の中心温度のシミュレーション
（香西みどり：加熱調理のシミュレーション，p.16，光生館，2013より作成）

「なめらかさとよい味を —とろみづけの効果」

中華料理では酢豚のように最後にデンプンを加えてとろみをつけた炒め物がある。中国語で溜采(リュウツァイ)という。とろみは炒め物になめらかなテクスチャーを与える。また,とろみに甘味や酸味など多様な調味をすることができ,とろみのない炒め物とは違うおいしさが出せる。

> ≪デンプンとして一般に使われるのは,透明で粘度が高いとろみとなるジャガイモデンプンであり,片栗粉(カタクリコ)とよばれている。昔はカタクリの地下茎からデンプンを採っていたので片栗粉の名前だけがそのまま残っているのである。≫

「乱切りや飾り切りにみる調理の科学」

調理では不定形のものや一見単なるオシャレに見える切り方もある。食材の表面積を大きくし熱を通しやすくしているのである。また,イカなどは加熱により収縮して硬くなるので,短時間で加熱をし,調味料を表面にからませるのである。

「香味野菜の香り出しは低温で」

炒め物のおいしさを引き立てるのが香味野菜である。ニンニク,ショウガ,長ネギなどの香りを十分に引き立てるには,油が低温の時に香味野菜を入れ,弱火で香りを十分に出すのがよい。香りが出てきたら,強火にして材料を炒める。

2. ルーをつくる

カレーライスやポタージュなどの素となるルー。基本材料は小麦粉とバターで，弱火で炒めてつくる。簡便法として，食材を油で炒めて，そこに小麦粉を振り入れてさらに炒める方法もある。小麦粉とバターを練り合わせるだけのものもあり，これをブールマニエ（beurre manié）という。しかし一般には，小麦粉をバターで炒めてルーにする。

ルーをつくる一般的な方法と状態変化を，図4-18に示す。

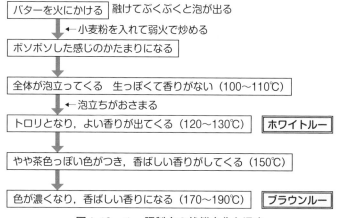

図4-18 ルー調製中の状態変化と温度

火にかけると泡が立つのはバターの中の水分が蒸発するためである。全体がトロリとなり，よい香りが出てきたらホワイトルーのできあがりである。さらに加熱すると，ルーに濃い色がつき，香ばしくなる。ブラウンルーのできあがりである。

「加熱最終温度とルーの色」

　加熱に伴うルーの色の変化を,測色色差計という機械で測定した(図4-19)。

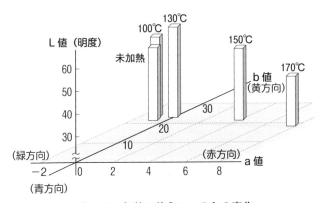

図4-19　加熱に伴うルーの色の変化
(島田淳子ほか:家政学雑誌,**24**,704,1973より作成)

　図は反射光を測定したもので,平面上のa軸は緑～赤を,b軸は青～黄色を示す。これらの値が大きいほど彩度が高い。また縦の軸(L軸)は明るさを表す明度軸で,L値が100は白色,0は黒色であることを意味する。

　130℃まで加熱したルーは,未加熱や100℃加熱ルーよりL値,a値ともにやや高かったが,ほとんど差はなかった。150℃まで加熱すると,a値はプラス方向に大きく移動し,L値も低下した。170℃ではこれらの変化はさらに顕著であった。

　肉眼ではやや茶色っぽい色からこげ茶色と感じるルーの色(図4-18)は,色差計により,赤みの増加と明度の低下によるものであることが明らかになった。

「ルーの加熱最終温度がソースの風味や粘度に影響」

　ルーに牛乳やスープなど加えて加熱するとデンプンが糊化してソースになる。加熱最終温度130℃ルーからつくったホワイトソースは100℃ルーからつくったものより粘度はやや低く（図4-20）風味がよくておいしいと評価された。ルーをつくる時の時間と手間で芳香が違ってくるのである。

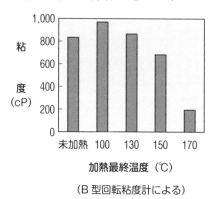

図4-20　ルーの加熱最終温度とソースの粘度

　ルーの加熱最終温度を170℃まで上げると、ソースの粘度は大きく低下し、色は茶色で香ばしいブラウンソースになる。

　ソースの粘度に影響を与えるのは主にデンプンである。そこでルーからデンプン（正確には有機溶媒で脱脂した脱脂小麦粉）を分離し、粘度をアミログラフという機械で測定した（図4-21）。横軸は分離したデンプンと水の混合液の温度で、縦軸は液の粘度である。65℃前後でデンプンが糊化し始め、粘度が急上昇する。130℃試料は100℃試料より糊化開始がやや遅く最高粘度もやや低かった。ルー調製時に油がデンプンと結合してデンプンが膨らみにくくなった可能性がある。150℃試料ではさらに粘度が低く、170℃試料では粘度が低すぎて粘度が測れなかった。デンプンを乾熱（水のない状態で加熱すること）

すると，一部が分解してデキストリンという物質になり，ソースにすると粘度が低くなる。130℃加熱でもデキストリン化が起きたがソースの粘度に大きな影響を与えるほどではなく，150℃以上ではデキストリン化の影響がソースの粘度低下となったことが考えられる。

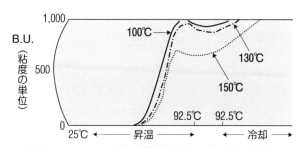

図4-21　ルーの加熱最終温度と脱脂小麦粉の粘度
(図4-20，図4-21は，島田淳子ほか：家政学雑誌，**24**，704，1973より作成)

「ルーに牛乳などを加えるときのコツ」

つくりたてのルーに熱い牛乳などを加えると，混ざった部分のみ粘り気の強いかたまり（ダマ）になる。小麦デンプンが糊化するのである。逆に冷めたルーに冷たい牛乳などを加えても混ざらない。バターが固まっているからである。

ルーと液体を混合する時の温度を**小麦デンプンの糊化温度以下でバターの融点以上の温度帯にする**ことが要点である。

≪ルーに液体を混ぜただけではシャブシャブした状態で粘りはない。撹拌しながら加熱していくと，突然粘度が出てくる。ここでデンプンが糊化するのである。≫

4 固形脂も活躍 菓子づくり

　菓子類，特に小麦粉の焼き菓子にはバターが使われ，加熱中に膨らむものが多い。膨らむことを**膨化**といい，3種類の形態（口絵写真8）がある。ここでも油の役割は大きい。

1. 小さな気泡をたくさん ―スポンジ

　油をたっぷり含んだスポンジ状のケーキをバターケーキという。その一例がパウンドケーキで，1ポンドずつのバター，砂糖，卵，小麦粉を使ったのがこの名前の由来である。

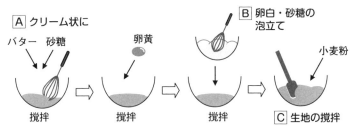

　一般的なつくり方は上の図のようであり，材料の撹拌により焼く前に気泡がたくさん入った**生地**をつくる。加熱すると，気泡の中の空気が熱膨張し，生地は膨化する。また，水分の気化による気化膨張も膨化にかかわる。生地の膨化はデンプンやタンパク質が固まって，気泡が膨張できなくなると終了する。この時の内部温度は85℃程度で，体積も1.5倍程度にしか膨らまない（p.127，図4-23参照）。

　膨化に調理条件がどのように影響するかを調べてみた。

「膨化や'きめ'に関係する要因を調べる」

各段階を2つのレベル：Aバターのクリーム化（Ⅰ充分・Ⅱ不充分），B卵白・砂糖の泡立て（Ⅰあり・Ⅱなし），C生地の撹拌（Ⅰ全体がなめらかになるまで・Ⅱ材料をざっと混ぜる程度），Dバターの量（Ⅰ小麦粉の100％・Ⅱ小麦粉の50％）に設定して16通りのケーキを調製した（図4-22）。

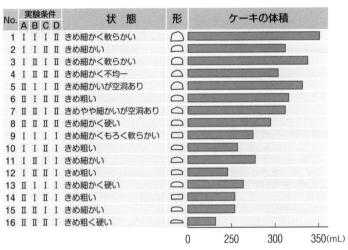

図4-22　ケーキの体積・形およびその状態
(藤井淑子ほか：家政学雑誌, **30**, 505, 1979より作成)

バターの量が多いNo.9〜16のケーキの体積はNo.1〜8より小さく硬いケーキになった。また，生地をよく撹拌したCⅠはざっと混ぜたCⅡよりよく膨化することがわかった。

油を入れないスポンジケーキでは撹拌し過ぎは厳禁であり，油の有無で調理のコツは全く違うのである。

2. 小さな気泡が突如大きな空洞に —シュー

シューでは,水とバターを加熱して泡立ったところに,小麦粉をパッと入れて撹拌する。デンプンは糊化し,グルテンの一部は未変性なので,粘りの強い生地となる。

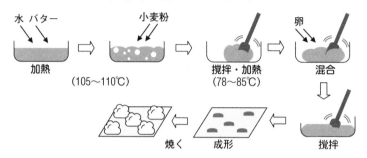

なぜ中が空洞状に膨らむのだろうか。その機構を調べるために下のような装置を自作して調べた[22]。

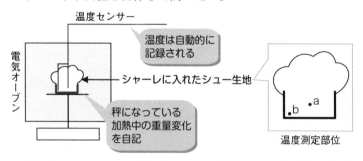

秤の上にシャーレに入れたシュー生地をのせ,加熱中の温度変化・重量変化を自記させ,体積変化はビデオカメラで撮影した。シュー生地の温度はシャーレの中心部(a点)と側面および底面にもっとも近い部分(b点)で測定した。

シュー生地は加熱当初は全く膨らまず（図4-23体積比），b点が100℃付近になった時に突如急激に膨らんだ。膨化開始温度や膨化体積は，バターケーキと大きく異なった。

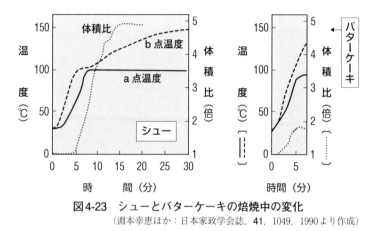

図4-23　シューとバターケーキの焙焼中の変化
（淵本幸恵ほか：日本家政学会誌，**41**，1049，1990より作成）

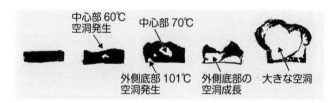

シュー生地の膨化過程をみると，60℃で中心部に空洞が発生するものの，それは途中で消え，101℃で外側底部に発生した空洞が大きな空洞へと成長していた。

シュー生地は糊化したデンプンによる強い粘りをもっているため，100℃以下の空気の熱膨張では膨らまず，100℃付近での急激な気化膨張によって初めて膨化するのである。

3. 生地を薄く延ばす —パイ

　浮き上がった薄層によるサクサクしたテクスチャーと油の風味が特徴のパイ。作り方を簡単に図示する。小麦粉ドウとバターの薄層を幾重にも重ね，高温で焼く。発生した強い蒸気圧が薄層を持ち上げる。バターは融けて薄層に吸着する。

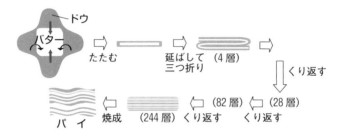

「大きく影響 —油の融点」

　ドウを薄く均一な厚さに延ばすには熟練した技術が必要である。初心者だとドウの一部が薄くなり，ちぎれることが多い。一方，バターは圧延により粘度が下がって液状化し，ちぎれた部分からにじみ出てくる。ドウはベトベトして延ばすどころではなくなる。冷蔵庫へ入れて休ませて作業を行うとよい。

　融点の高いショートニングを使えばドウがちぎれてもべとつかないから，操作は簡単である。しかし，融点が高い油は口の中で融けないから，パイの食感が悪く，風味もバターに劣る。層状膨化のおいしさには，薄層によるテクスチャーとともに油の融点と風味が大きく寄与しているのである。

　調理における油の働きは実に多彩である。

● 引用文献 ●

1) 大橋きょう子, 島田淳子：日本食品科学工学会誌, **52**, 226, 2005
2) 岡田　哲：コムギ粉の食文化史, p.126, 朝倉書店, 1993
3) 香西みどり：水と調理のいろいろ-調理で水の特性を感じる-, p.32, 光生館, 2013
4) 鈴木　徹：フライ調理における食品の状態の変化と吸油量, オレオサイエンス, **9**, 43, 2009
5) 花むら 川部米夫：天ぷら奥義, p.18, 婦人画報社, 1966
6) 山口　進：日本調理科学会誌, **44**, 317, 2011
7) 島田淳子：家政学雑誌, **21**, 364, 1970
8) 長尾慶子：日本調理科学会誌, **28**, 265, 1995
9) Oishi *et al.*：日本調理科学会誌, **43**, 184, 2010
10) 石津日出子ほか, 日本調理科学会誌, **26**, 304, 1993
11) 深見良子ほか：日本調理科学会誌, **29**, 104, 1996
12) 原　知子ほか：日本調理科学会誌, **31**, 214, 1998
13) 湯川夏子ほか：日本調理科学会誌, **36**, 32, 2003
14) 井上吉世ほか：日本調理科学会誌, **36**, 299, 2003
15) 村上恵ほか：オレオサイエンス, **9**, 51, 2009
16) 鈴木静子, 牧充子：日本調理科学会誌, **7**, 50, 1974
17) 古賀秀徳ほか：日本調理科学会誌, **31**, 24, 1998
18) 薄木理一郎：日本調理科学会誌, **26**, 27, 1993
19) 笹田怜子ほか：岩手県立大学盛岡短期大学部研究論集, **14**, 1, 2012
20) 北尾敦子ほか：日本調理科学会誌, **30**, 329, 1997
21) 川崎寛也ほか：日本調理科学会誌, **42**, 334, 2009
22) 淵本幸恵ほか：日本家政学会誌, **41**, 1049, 1990

●参考図書●
- 香西みどり：調理がわかる物理・化学の基礎知識−調理科学の理解を深める−，光生館，2010
- 香西みどり：水と調理のいろいろ−調理で水の特性を感じる−，光生館，2013
- 島田淳子，今井悦子編著：調理とおいしさの科学，放送大学教育振興会，1998
- 中村良編：シリーズ「食品の科学」卵の科学，朝倉書店，1998
- 下村道子，橋本慶子編：調理科学講座「動物性食品」，朝倉書店，1993
- 中川鶴太郎著：流れる固体，岩波書店，1975

第5章
別の角度からみる油

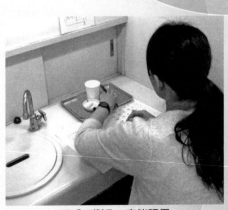

五感で測る　官能評価

1 油の性質と人の感覚

最後に，前章までと異なる角度からの実験を取り上げよう。

1. 微量で大きく影響 ― 揮発性成分

油を加熱すると微量の揮発性成分が生じる。どの程度の量で人にわかるか試してみた[1]。加熱油の中に生じるカルボニル化合物の純品8種類を1種類ずつサラダ油（A）に図の要領で添加して揮発性成分添加油（B）を調製し，AとBの風味をサラダと揚げ物で比較した。

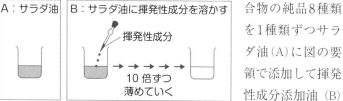

揮発性成分添加は油をまずく重い感じにしたが，添加濃度を下げていくと「匂いはしないが舌に残る，ねっとりした感じ」となった。匂い成分が微量に存在することで油の粘度が違うかのように感じてしまうのである。この時の添加量は0.1％から0.000014％と種類によって異なった。

サラダと揚げ物ではサラダの方がAとBの違いがよくわかり，サラダでは揚げ物の10分の1の揮発性成分添加で識別できた。揮発性成分の一部は水に溶けて人に感じられる。サラダは野菜からの放水やドレッシングなど，水分が多いために油の嫌な匂いを感じやすい。一方，揚げ物は水分が少ないばかりでなく特有の風味をもつため，油の匂いを感じにくいと考えられる。

2. 遊離脂肪酸そのものは風味に関係しない

　揚げ物をすると，油の一部が加水分解して遊離脂肪酸が増加する。遊離脂肪酸の量を表すのは酸価であり，酸価1が油の使用限界と規則で定められている（p.109）。一般の液状油では，酸価が1の場合の遊離脂肪酸の量は0.5％程度である。

　遊離脂肪酸そのものは油の風味に影響するのだろうか。こんな疑問を解くために，脂肪酸を油から分離して調べた[2]。

≪遊離脂肪酸のつくり方は化学の実験で普通に行う方法である。油に強いアルカリ（水酸化カリウム）を加えて加熱すると，脂肪酸はグリセリンから離れ，カリウムと結合し脂肪酸カリウムとなる（ケン化という）。これを強い酸で処理すると脂肪酸はカリウムから離れて，遊離脂肪酸となる。ここに有機溶媒を加えてシェイクすると液は2層に分かれ，遊離した脂肪酸は有機溶媒層に来る。これを精製すると純粋な遊離脂肪酸が得られる。精製した遊離脂肪酸は見た目には油と同じである。≫

　その結果，遊離脂肪酸5％添加油で揚げた食パンの油の風味と無添加油のものとの間に差は認められなかった。7％添加すると添加油で揚げたものの方がまずく重い感じとなった。

　脂肪酸5％添加油の酸価は10.45であった。このことから，遊離脂肪酸そのものは使用限界の10倍存在しても油の風味には影響しないことがわかった。

　しかし，いったん遊離脂肪酸ができると，さらに分解が進み次々に揮発性成分が生じるばかりでなく，加熱によるさまざまな反応が生じ，油が劣化する。そのため，油の使用限界の目安は酸価1程度と抑えられているのである。

3. 油の風味を表す感覚的表現 —軽い・重い

　油の風味を表す表現に"軽い・重い"があり，ゴマ油は重いといわれる。その理由として①特有の匂いがある，②匂いを残すために圧搾法で製造するので不純物が多い，が考えられる。そこで，①はあって②はない油をつくって調べた[2]。

「ゴマ油の匂いをつけたサラダ油をつくって調べた」

　匂いをサラダ油に移すために図5-1に示す装置をつくった。

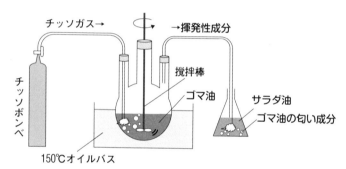

図5-1　ゴマ油の匂いつきサラダ油をつくる方法

　チッソガスは左側のボンベからガラス管を通って真ん中のゴマ油の中にブクブクと入っていき，さらに右側のサラダ油へと流れていく。ゴマ油を通過する時にその揮発性成分を一緒に連れていくという仕掛けである。90分間操作後のサラダ油にゴマ油の色はつかなかった。匂いからこのサラダ油の種類をあてさせたところ，パネル全員がゴマ油と答えた。"ゴマ油の匂い

つきサラダ油"の完成である。

この油で食パンを揚げてサラダ油で揚げたものと比較したところ、油の"軽い・重い"には全く差がなく、ゴマ油匂いつき油は、ゴマ油の匂いがしてスカッとしている、舌に残らないとコメントされた。こちらの油の方がおいしいとする人数も多かったが、統計的には差がないと判定された。

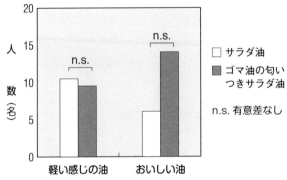

図5-2 ゴマ油の匂い添加が油の風味に及ぼす影響
(松元文子、島田淳子：家政学雑誌、**16**, 342, 1965より作成)

以上の結果は、ゴマ油の"重い感じ"が特徴ある匂いによるものではなく、ゴマ油に微量含まれる不純物に由来するものであることを示唆している。

≪ゴマを焙煎しないで作るゴマサラダ油は、色はなく他のサラダ油と同じである。焙煎して作る通常のゴマ油には強力な抗酸化能を有するセサミンなどが含まれているので、酸化されにくい。詳細は、日本調理科学会監修クッカーサイエンス006『科学でひらくゴマの世界』（福田靖子著）参照。≫

1 油の性質と人の感覚

2 条件が大きく影響　電子レンジ加熱

　電子レンジ加熱では，主として水がマイクロ波のエネルギーを吸収して熱エネルギーに変わることにより食品が温まる (p.72)。油のマイクロ波吸収能は低いから，油と水では水の方が温まりやすい。しかし，油の比熱は水の1/2弱だから，条件によっては油の方が温まりやすいことも考えられる。油と水との割合や混ざり方も影響するかもしれない。こんな疑問に答えるために，家庭用電子レンジ（出力650W）を用いて油と水を加熱してみた[3),4)]。

1．どちらが早く温まる？―油と水

　最初に油と水を別々にビーカーに入れて加熱し，加熱後の温度を測定した（図5-3）。どの試料も加熱時間の増加に伴ってほぼ直線的に温度が上昇したが，水50 mLのみは80℃以上で温度上昇がゆるやかになった。そこで試料の温度が直線的に上昇する55～60℃程度までとし，一連の実験を行った。

≪50 mL試料の温度上昇が高温でゆるやかになったのは，水の蒸発量が増したためと考えられる。水は1気圧，100℃で一気に蒸発するが，それ以下でも一部は蒸発しており，その量は温度が高いほど多い。水温上昇に使われていたマイクロ波のエネルギーの一部が水の蒸発熱として使われ，その割合が80℃以上で大きいため，温度上昇がゆるやかになったと考えられる。≫

「油と水を別々に加熱する —量によって温度上昇逆転」

最初に，加熱量の違いが温まり方にどのように影響するか調べた（図5-3）。水では量が増えると急激に温まりにくくなった。油では量による影響が水より小さく，50 mLでは水よりやや温まりにくく，500 mLでは水より早く温まった。

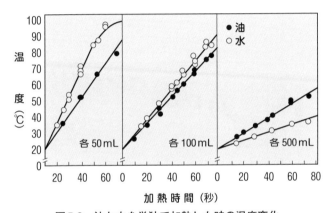

図5-3　油と水を単独で加熱した時の温度変化
（島田淳子ほか：日本家政学会誌，**41**，535，1990より作成）

以上の結果は，油だけを少量加熱した場合にはマイクロ波が十分に吸収されなかったことを示唆している。

電子レンジは庫内にある食品のマイクロ波吸収能が一定以下になると電子レンジの出力が低下するように設計されている。空だき防止のためである。50 mLと100 mLで油が水より温まりにくかったのには出力低下が起きたことが考えられる。

そこで，油や水の量とマイクロ波の吸収エネルギーとの関係を調べてみた。

「量が少ないと減ってくる ―総吸収エネルギー」

50 mLから2,000 mLの油と水をそれぞれ別々に加熱し，試料の吸収エネルギー（ワット，W）を下記により算出した[4]。

$$P = T(CW_s + 0.78\ W_b)/t$$

P：吸収エネルギー（W），T：温度差（℃），C：比熱〔J/(g・℃)〕，W_s：試料の重量（g），W_b：ビーカーの重量（g），t：加熱時間（秒），0.78はガラスの比熱〔J/(g・℃)〕

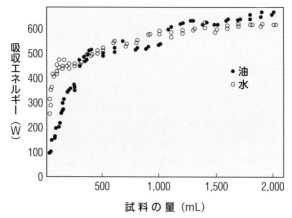

図5-4 油と水の総吸収エネルギーに及ぼす量の影響
(Keiko Sasaki *et al.*：*Agric. Biol. Chem.*, **51**, 2273, 1988より作成)

油と水の総吸収エネルギーは，加熱量が300 mL程度以上ではほぼ同じであったが，それ以下では大きく異なった。油では300 mL程度以下で激減したが，水では60 mL程度まで減少が起きなかった。マイクロ波吸収能が低い油では，吸収エネルギーの低下が水より早く起こるのである。

2. 油と水を2層にしたら？

油と水を1つの容器に入れると2層になる。そこで，油と水の割合を変えて合計500 mLを2層状態で加熱し，油と水の温度を個別に測定した[3]。

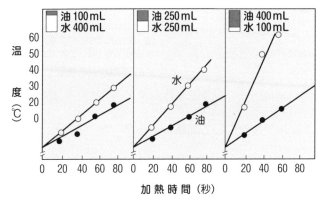

図5-5　油と水を2層状態で加熱した時の温度変化
（島田淳子ほか：日本家政学会誌，**41**，535，1990より作成）

その結果，どの試料においても油の温度上昇はゆっくりであり，油の量が100 mLから400 mLへと変化しても，温度上昇速度はほとんど変わらなかった。一方，水は加熱量の影響を大きく受け，量の少ない試料ほど温まりやすかった。

「2層状態 ─油はマイクロ波をほとんど吸収できない」

そこで試料が加熱中に吸収したエネルギーを前頁と同様の方法で算出した。また試料中の水だけについても同様に加熱した。結果を次頁の図5-6に示す。

油と水の割合を大きく変えても、試料の全吸収エネルギー（▲）はほぼ同じであった。水だけを加熱した時の吸収エネルギー（○）は、▲より若干低めであったが、大きな差はなかった。水と油が2層状態で存在すると、油はマイクロ波を非常に吸収しにくいことがわかる。

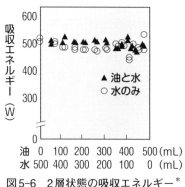

図5-6　2層状態の吸収エネルギー*

3. エマルションにして加熱したら？

では、油と水の一方が細かな粒子となっている状態、つまりエマルションでは、吸収エネルギーはどうなるだろうか。

乳化剤として一般的なTween60を使って水中油滴型（O/W）エマルションを、またAracel Cを使って油中水滴型（W/O）エマルションを、それぞれ500 mL調製した。油と水の割合をさまざまに変え、同様の方法で吸収エネルギーを測定した。

O/Wエマルションの吸収エネルギー（図5-7）は、油の量が300 mL程度まで、割合でいうと油が60%程度までは、ほぼ一定であった。しかもその値は図5-6に示した2層状態での吸収エネルギー（▲）とほぼ同じ程度であった。しかし油の割合がそれ以上になると吸収エネルギーは急激に増加した。

油の割合が増えると油滴の全表面積、つまり油と水の境（界面）の面積は増加する。油滴の粒子径を測定して界面全体の面

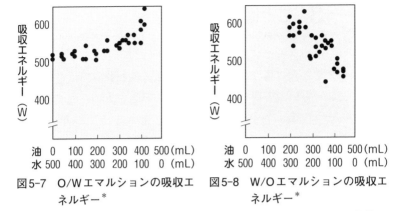

図5-7 O/Wエマルションの吸収エネルギー*

図5-8 W/Oエマルションの吸収エネルギー*

（＊図5-6～8の出典　Keiko Sasaki *et al*.：*Agric. Biol. Chem.*, **51**, 2273, 1988）

積を計算したところ，油の割合増加による界面面積の増加は図5-7の吸収エネルギーの増加とよく似たパターンを示した。

　一方，油の中に水が分散しているW/Oエマルションの吸収エネルギーは油の割合が少ないほど多く，油の増加に伴って急激に減少した（図5-8）。油の割合が60%以下，水の割合では40%以上では，明らかに2層状態のそれよりも多かった。

　体積の割に界面の面積が非常に大きい物質では「界面分極型の誘電分極」という現象が起き，マイクロ波の吸収が多くなることが知られている。

　2つの図の吸収エネルギーはどちらも界面面積が大きい程大きく，界面面積の増加による誘電分極の影響が吸収エネルギーに影響したと考えられる。

　「チンする」ということばを生み出した電子レンジ加熱。油と水だけで調べても，ちょっと変わったおもしろい現象がある。

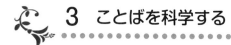
3 ことばを科学する

　油が入ると食べ物はおいしくなる。よく使われるのは"あぶらっこい"という表現で，今日はあぶらっこいものが食べたいなどという。耳から聞くと同じでも，"油っこい"と書くか，"脂っこい"と書くかによって，受ける感じは違ってくる。一方，一字変えて"油っぽい"というと，おいしくない状態を表す。このように私たちは日常さまざまなことばを微妙に使い分けて口中での感覚を表現している。

　これらのことば，すなわち，"感覚用語"は，食品のどのような性質を反映し，口の中のどのような感覚を表現しているのだろうか。それぞれの表現に対して共通の理解はあるのだろうか。こう考えると疑問だらけである。

　そこで，"あぶらっこい"という感覚用語を科学の目で解析することにした。

1. 油脂が関係する感覚用語を集める

　食品に対する関心が高く，官能評価で感覚を表現することに慣れている研究室パネル30名を用いて，「油脂を用いた食品あるいは油脂を用いた料理を食べる際に生じる感覚を表現する用語」を自由記述により集めた。208語の感覚用語が集まった。

　これらを高度な専門知識を有する5名の専門パネルにより精査し，類似語などを除いた結果，28個の感覚用語が残った。そこでこの28語（表5-1）を用いて研究を進めることにした。

表5-1　油脂の関与する感覚用語

1 ベトベトした	2 油っこい	3 ギトギトした	4 こってりした
5 サクサクした	6 脂っこい	7 からりとした	8 ねっとりした
9 しっとりした	10 トロリとした	11 まろやかな	12 ギラギラした
13 しつこい	14 ヌルヌルした	15 脂がのった	16 油ぎった
17 カリカリした	18 口どけがよい	19 香ばしい	20 なめらかな
21 重い	22 パリパリした	23 軽い	24 くどい
25 こくがある	26 ネチネチした	27 さっぱりした	28 ツルンとした

（No.は出現頻度順）

（早川文代ほか：日本家政学会誌，**48**，19，1997より作成）

「オノマトペが多い」

　28語のうち，15語は擬音あるいは擬態語（オノマトペ）に該当するものであった。また，出現頻度上位5語のうち，4語はオノマトペであり，そうでないのは"油っこい"の1語のみであった。日本語のテクスチャー表現にはオノマトペが多いことは先にも述べた（p.35）が，油に関する感覚用語においても同様であることがこの調査よりわかった。

　≪オノマトペには"カリカリ"，"コリコリ"，"パリパリ"，"バリバリ"など似て否なるものが多い。咀嚼時に歯で破砕および磨砕する際のテクスチャーの変化のちょっとした違いや，口中から聞こえる音のちょっとした違いなどが，感覚用語の微妙な違いとなっているようである。著者が昔調べた時には，"パリパリ"，"バリバリ"，"カリカリ"などは野菜やせんべいのような全く物性の異なる食べ物に使われ汎用性があった。一方"コリコリ"のみはアワビのような海産物の食感を表す特殊な表現とみなせたが，今では鳥の軟骨などにも使われている。時代とともに食品もことばも変化していくことも見逃せない。≫

3　ことばを科学する

2. ことばから料理を連想する

次に感覚用語から連想する料理名を調べた。

結果の一部を表5-2に示す。1つの用語に対してもっとも多くの料理が連想されたのは"こってりした"であり，汎用性が大きかった。"油っこい"および"脂っこい"からは，調理法が全く異なるさまざまな料理が連想され，共に汎用型の表現であることがわかった。内容的には"脂っこい"が脂身を含むさまざまな食材を用いた調理に，また"油っこい"は油を用いたさまざまな調理に使われる傾向にあった。

表5-2 ことばから連想される料理名

	感覚用語	料　理　名
汎用型	「こってりした」	酢豚，豚の角煮，すき焼き，ラーメン，焼肉，うなぎの蒲焼きなど
	「油っこい」	天ぷら，フレンチドレッシング，鶏の唐揚げ，野菜炒め，海老フライ，ドーナツ，マヨネーズ
	「脂っこい」	ベーコン，うなぎの蒲焼き，肉の脂身，豚の角煮，ビーフステーキ，トンカツ，焼肉，まぐろのトロ
特定型	「からりとした」	揚げ物（天ぷら，鶏の唐揚げ，海老フライ，フライドポテト，トンカツ，ポテトチップス）など
	「脂がのった」	魚類，まぐろのトロ，うなぎの蒲焼き

（早川文代ほか：日本家政学会誌，48，161，1997より作成）

一方，"からりとした"は，揚げ加熱をした料理にのみ使われる「揚げ物特定型」の感覚用語であることが確認された。"脂がのった"は産卵直前の魚の風味もテクスチャーもよい状態を示すことばであり，これも特定型の用語である。

3. ことばの主な食味要因を調べる

次に，選び出したことばが外観・匂い・味・テクスチャーおよび温度の，どの食味要因を表現するか調べた。

表5-3　食味要因に関する用語の分類

A．主としてテクスチャー
　A－1：テクスチャーのみ　カリカリした，口どけがよい，サクサクした，なめらかな，ネチネチした，パリパリした
　A－2：テクスチャー・外観　からりとした，しっとりした，トロリとした，ヌルヌルした，ねっとりした，ベトベトした
　A－3：テクスチャー・味　軽い，まろやかな
B．主として外観　油ぎった，ギトギトした，ギラギラした
C．主として匂い　香ばしい
D．主として味
　D－1：味のみ　こくがある，くどい，しつこい
　D－2：味・テクスチャー　重い，こってりした
E．主となる食味要因がない　脂がのった，油っこい，脂っこい

（早川文代ほか：日本家政学会誌，**48**，161，1997より作成）

結果は表5-3に示すように，主としてテクスチャーを示すことばがもっとも多く，約半数を占めた。また，ほとんどの感覚用語が主として対応する食味要因を有していた。

一方，"油っこい"および"脂っこい"は"脂がのった"と共に，主な食味要因をもたず，外観，味およびテクスチャーなど複数の食味要因が関与していることがわかった。

"油っこい"・"脂っこい"から連想される料理の油脂含量について調べたが，用語と油脂含量との間にも一定の関係がないこともわかった。

4.「あぶらっこい」は特別だった

さらに主成分分析という手法を使って感覚用語を分類した。その結果，"油っこい"・"脂っこい"は"脂がのった"と共に他の用語とは明らかに異なるグループに分類された（図5-9）。

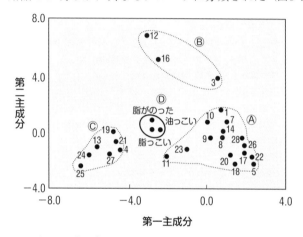

（図中のⒶ～Ⓒグループの数字は表5-1の数字に対応する）
図5-9　食味要因に関する用語の分類
（早川文代ほか：日本家政学会誌，**48**，161，1997より作成）

"あぶらっこい"に関するこの結果は，専門家集団が分析したものである。一般の人たちも"あぶらっこい"ということばに対して，共通の認識をもっているだろうか。

これを調べるため，1,500名に対するアンケート調査と数量化理論第Ⅲ類での解析を行った[5]。この結果，日本人はこの用語に対して，共通の概念をもつことが明らかになり，たくさんの食べ物を"あぶらっこい"という尺度で示すことができた。

5.「あぶらっこい」と油脂含量の関係

"あぶらっこい"感じが強いのは油をたくさん含んでいるかといえばそうでもない（図5-10）。食品の物理的・化学的性質や油の存在状態，つまり食べた時に舌に油が触れるかどうか，触れるとしたらどの程度であるかなどが，感覚的に捉える"あぶらっこい"に大きく関係してくるのである。

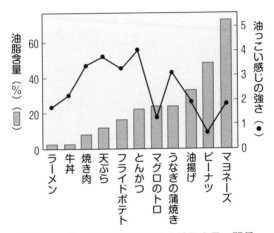

図5-10 油っこい感じの強さと油脂含量の関係
(日本調理科学会編：料理のなんでも小事典, p.33, 講談社, 2008より作成)

調理はちょっとした加減でおいしくもできればまずくもなる。そこには科学がある。本書では油脂を対象として調理とおいしさの関係を述べてきた。調理科学の面白さの一端をご理解いただければ幸いである。

●**引用文献**●

1) 島田淳子：家政学雑誌，**18**，80，1967
2) 松元文子，島田淳子：家政学雑誌，**16**，342，1965
3) 島田淳子ほか：日本家政学会誌，**41**，535，1990
4) Keiko Sasaki *et al.*：*Agric. Biol. Chem.*，**51**，2273，1988
5) 早川文代ほか：日本家政学会誌，**48**，161，1997

●**参考図書**●

- 香西みどり：調理がわかる物理・化学の基礎知識−調理科学の理解を深める−，光生館，2010
- 香西みどり：水と調理のいろいろ−調理で水の特性を感じる−，光生館，2013
- 石毛直道監修：講座食の文化　第三巻　調理とたべもの，味の素食の文化センター，1999
- 日本調理科学会編：料理のなんでも小事典，講談社，2008

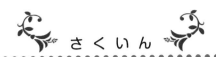

さくいん

あ行

あおり	116
油通し	66
アマニ油	53
アミノカルボニル反応	97,98
アラキドン酸	53,97
EPA	53,97
引火点	67
ウインタリング	61
エイコサペンタエン酸→EPA	
エゴマ油	53
SFC	60
エマルション	68,78,87
LDL	56,79,88
O/W→水中油滴型	
オノマトペ	35,143
オリーブ油	22,53,58,60,61
オレイン酸	53,58,61

か行

過酸化物価	109
加水分解	108
可塑性	70
から揚げ	92
カルボニル化合物	99,109,132
感覚用語	142,143,145
官能評価	110,113,142
気化膨張	94,102
生地	124,126,128
揮発性成分	33,99,109,132,134
キャノーラ油	59
吸収エネルギー	138,140,141
吸油量	96
凝固点	59
グリセリン	50
クリーミング性	71
ケン化	133

懸濁液	62
硬化油	23,55
高級脂肪酸	52
降伏値	80,83
香味油	24
コク	7,15
ココナッツオイル	53
固体脂含量→SFC	
ゴマ油	16,22,58,134
衣揚げ	92

さ行

サーロイン	10
最密充填	86
さし油	112
サラダ油	22,61
酸価	108,110,111,133
酸化	54
GRAS	57
脂質	3,6
シス型	52,54
舌触り	34,61
自動酸化	109
脂肪酸	47,50,52
脂肪酸組成	58,61
しめ木	16
JAS規格	22,61,90
ショートニング	24
ショートニング性	71
精進揚げ	104
食品成分表	6
食味要因	32,145
親水基	68
素揚げ	92
水素添加	54,55
水中油滴型	68,78,80,87,140
ステアリン酸	53,55,58
生得的嗜好	42

製油	18
増粘多糖類	90
疎水基	68
塑性流動	80, 83, 84

た行

大豆油	21, 53, 58, 110, 117
大脳連合野	38, 40
W/O→油中水滴型	
ダマ	106, 123
短鎖脂肪酸	52
単純脂質	3, 6, 79
中鎖脂肪酸	52
長鎖脂肪酸	52
DHA	53, 97
低級脂肪酸	52
呈味成分	34, 42
低密度リポタンパク質→LDL	
テクスチャー	34, 93, 104, 143
転相	87
ドコサヘキサエン酸→DHA	
トコフェロール	109
トランス型	54, 55
トランス脂肪酸	54, 55
トロ	13, 14

な行

ナタネ油	21, 66
二重結合	52, 54
乳化剤	68, 79, 88
ニュートン流動	82
粘性	65, 81, 84, 90
粘性率	65, 81, 82

は行

パーム核油	53
パーム油	53, 70
バター	23, 53
発煙点	67
パルミチン酸	53, 58
ファットスプレッド	24, 55
複合脂質	3, 6
部分水素添加油脂	55, 57
不飽和脂肪酸	52, 53, 97
不味成分	64
分散液	62
分散相	68, 87
膨化	124, 127, 128
ヘキサナール	97, 99
飽和脂肪酸	52, 53

ま行

マーガリン	23
マイクロ波	72
みかけの粘度	81
味蕾	43

や行

ヤシ油→ココナッツオイル	
融点	12, 53, 59, 123, 128
誘電損失係数	74, 75
遊離脂肪酸	133
油中水滴型	68, 140

ら行

ラード	58, 64, 70, 93, 114
ラウリン酸	53
酪酸	53
リノール酸	53, 55, 58, 61
リノレン酸	53, 97
リパーゼ	47
リブロース	10
粒子径	85, 86, 140
劣化	54, 109, 112, 113
連続相	68, 78, 87, 90

わ行

和牛	10, 11

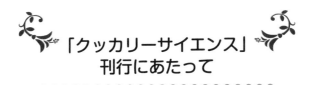
「クッカリーサイエンス」刊行にあたって

　人が健康を保ち快適に生きていくためには，安全で，栄養のバランスのとれた，美味しい食べ物が必要で，その決め手となるのが調理です。食べることで，会話がはずみ一緒に食べる人との連帯感が強まり，食事マナーを介して社会性も身につき，食にまつわる文化を継承させるなど，さまざまな役割を果たしています。その最終価値を決める調理の仕事は，人間生活のあり方に直結し食生活の未来にも大きくかかわっています。

　日本調理科学会は，このように人間生活に深くかかわる調理を対象として，自然科学のほか，人文・社会科学的な視点から，研究・啓発活動を続けています。

　1968（昭和43）年に，本学会の母体「調理科学研究会」が発足し，さらに1985（昭和60）年に「日本調理科学会」と名称を改め，2008（平成20）年に創立40年を迎えました。

　創立40周年を契機として，日本調理科学会員が各々の研究成果を1冊ずつにまとめ，高校生，大学生，一般の方々に，わかりやすく情報提供することを目的として，このシリーズを企画し，現在第7巻まで出版されました。身近で，知って得する内容が満載です。生活と密接に関連のある調理科学がこんなに

おもしろいものであることを知っていただき，この分野の研究がいっそう盛んになり，発展につながることを願っています。

2009（平成21）年
日本調理科学会刊行委員会

- 2009（平成21）年から2011（平成23）年担当
  畑江敬子（委員長），江原絢子，大越ひろ，
  下村道子，高橋節子，的場輝佳
- 2012（平成24）年から担当
  的場輝佳（委員長），市川朝子，大越ひろ，
  香西みどり，河野一世，森髙初惠

著者
島田 淳子（しまだ・あつこ）

- 1933年生まれ　長野県出身
- 1965年お茶の水女子大学家政学研究科食物学専攻修了
- お茶の水女子大学（家政学部・生活科学部・大学院）助手〜教授・附属幼稚園長，昭和女子大学大学院教授・副学長・短期大学部学長を経て，お茶の水女子大学名誉教授・昭和女子大学名誉教授
- 農学博士（東京大学）
- 元日本調理科学会会長，元日本家政学会会長，元日本学術会議会員

クッカリーサイエンス007
油のマジック —おいしさを引き出す油の力—

2016年（平成28年）8月5日　初版発行

監　　修	日本調理科学会
著　　者	島田　淳子
発行者	筑紫　恒男
発行所	株式会社 建帛社 KENPAKUSHA

112-0011 東京都文京区千石4丁目2番15号
TEL (03) 3944-2611
FAX (03) 3946-4377
http://www.kenpakusha.co.jp/

ISBN 978-4-7679-6186-6　C3077　　　　　　教文堂／田部井手帳
©島田淳子，2016.　　　　　　　　　　　　　Printed in Japan
（定価はカバーに表示してあります）

本書の複製権・翻訳権・上映権・公衆送信権等は株式会社建帛社が保有します。
JCOPY 〈㈳出版者著作権管理機構　委託出版物〉
本書の無断複写は著作権法上での例外を除き禁じられています。複写される場合は，そのつど事前に，㈳出版者著作権管理機構（TEL03-3513-6969，FAX03-3513-6979，e-mail: info@jcopy.or.jp）の許諾を得て下さい。

日本調理科学会 監修
クッカリーサイエンスシリーズ 既刊

001 加熱上手はお料理上手
―なぜ？に答える科学の目―

横浜国立大学名誉教授　渋川祥子 著

168頁・口絵カラー2頁
定価（本体1,800円+税）

002 だしの秘密
―みえてきた日本人の嗜好の原点―

前お茶の水女子大学教授　河野一世 著

184頁・口絵カラー2頁
定価（本体1,800円+税）

003 野菜をミクロの眼で見る

広島大学名誉教授　田村咲江 著

160頁・口絵カラー2頁
定価（本体1,600円+税）

004 お米とごはんの科学

静岡県立大学名誉教授　貝沼やす子 著

160頁・口絵カラー2頁
定価（本体1,600円+税）

005 和菓子の魅力
―素材特性とおいしさ―

共立女子大学名誉教授　高橋節子 著

160頁・口絵カラー6頁
定価（本体1,800円+税）

006 科学でひらく ゴマの世界

元静岡大学教授
日本ゴマ科学会会長　福田靖子 著

146頁・口絵カラー2頁
定価（本体1,600円+税）